大麻後進国ニッポン

How Cannabis Legalization
Could Change
Japan's Future

高野泰年
TAKANO YASUTOSHI

幻冬舎 MC

大麻後進国ニッポン

はじめに

まずは本書を手に取ってくれたことに、心より感謝の気持ちを示したい。

私は数年にわたって、多くの人々に大麻に関する正しい知識を伝え、大麻が私たちの生活に役立つものであることを理解してもらうための活動を続けている。しかし実際にはさまざまな障壁に阻まれて、いまだその目的の達成にはほど遠い状態である。

私は健康大麻油の製造・販売会社を経営している。販売している健康大麻油は、植物の麻（ヘンプ）に含まれるカンナビノイドという成分の一種を含んでいる。これはもともと医療現場でも使用され、２０１７年にはＷＨＯ（世界保健機関）により健康上のリスクに問題がないと認められ、日本でも厚生労働省に認可された健康成分である。

しかし、現在の日本においては、「大麻＝悪」というイメージが定着してしまっている。一口に大麻といっても、日本では違法である嗜好用大麻だけでなく、合法で人々の役に立つ産業用大麻や、医療用大麻という区別ができるのだが、正しい大麻の認識が国民に伝わっていない。

その理由の一つが「ダメ。ゼッタイ。」である。公益財団法人 麻薬・覚せい剤乱用防止センターの普及運動で使用されているこのフレーズは、ほとんどの人が聞いたことがあるはずだ。この違法大麻に対する文句が、すべてがダメという思い込みにつながり、大麻という植物が本来は人々の生活に役立つものだということを国民が知る妨げになっている。同センターのホームページには「薬物乱用防止のための情報と基礎知識」というページもあるが、これは違法大麻の危険性を訴えているだけになっているため、大麻の有用性をしっかりと説明しなければならない。

また国の意向を忖度《そんたく》してなのか、あるいは国の指示のもとなのかは分からないが、マスコミが大麻の正しい情報を報じることはほとんどない。これも大麻に関する正しい理解を大きく阻んでいると私は考えている。

「大麻」というだけで一律に悪だと決めつける風潮、合法的な大麻の栽培にも圧力をかけようとする公権力の横暴――私はそんな状況に声を上げるべく2021年に「日本の大麻草を見直す会」を立ち上げ、さまざまなメディアも利用しながら各方面で活動している。

本書では自らの行動記録とともに、大麻に関する知識と大麻を取り巻く状況について記している。この本を通じて一人でも多くの人が大麻に関する知識を深め、大麻が社会生活に役立つものであることを認識してもらえればうれしい限りだ。

目次

第2章

日本では昔から「ダメ。ゼッタイ。」その原因は政府の誤解とメディアの偏見にある

第3章

日本が大麻先進国へ変わるために政府や厚生労働省は見識をアップデートしなくてはいけない

第4章
日本人一人ひとりがリテラシーを高め、声を上げるべき

第5章

大麻合法化で変わる日本の未来
大麻への正しい理解と合法化が日本を豊かにする

第1章 世界では合法化が進む大麻

思考放棄に陥る日本人

「大麻＝違法薬物」――多くの日本人が当たり前にこの危険なイメージを抱いている。では実際に大麻のことをどれだけ理解しているかといえば、ほぼ知識も理解も皆無といっていい。それなのに大麻を悪と決めつける風潮が長年続いているのはなぜなのか、私はここになんらかの作為を感じている。

大麻の問題に限らず、現代の日本人の多くはちまたにあふれる情報が正しいかどうかを確かめようとせず、自ら考えることを放棄しているのではないか。与えられる情報をうのみにし、ただ政府の方針やメディアの不確実な情報に流されて日々を過ごしているように思えてしまう。

私は大麻油をはじめ、大麻を原料とする商品を製造、販売している。このように書くと、多くの人はまるで違法なものを販売しているように感じるかもしれないが、そうではない。

大麻には違法な成分が含まれているが、実は、それだけでなく健康と美容に良い成分も含まれている。私は違法な成分を取り除き、健康によい成分だけを残した油を販売している。健康に良い成分の代表的なものはＣＢＤ（カンナビジオール）といい、アンチエイジングや疲労回復、肌の健康維持などに高い効果が認められている。近年、美容意識の高い女性や健康を気にするアスリートたちの注目を集めており、ＣＢＤを抽出した商品を生活に取り入れる人も増えている。

しかし、私自身も以前は多くの人と同様、大麻を違法薬物であり健康に害を及ぼすものと決めつけていた一人だった。あるとき知人から、大麻の有用性や、特に医療や産業用大麻の栽培や商品化を促進することが国益となること、海外では合法化が進んでいることなどを教えてもらった。そこで大麻について興味を持ち、調べてみたところ、大麻は古代から私たちの生活に身近なものであったし、良いものであることを知った。そこで良いものは広めたいと、大麻についての健康商品を作り、販売したいと思ったのである。

大麻から抽出した商品を販売するなかで、同じく解放活動を続ける同志から、大麻の不当な扱いと理不尽な行政の対応についていろいろと情報を得る機会を得た。そして、改めて大麻に関するさまざまな情報を自ら調べ、大麻に対する誤解を生み続けている状況と、それを操作し続けている行政やメディアなどの大きな力の存在を知ることとなった。

行政の意向を受けたメディアが誤情報を発信し、国民の意識に「大麻が悪」だと刷り込んでいる。いや誤情報ではなく、正確には、「恣意《しい》的にゆがめられ、統制された情報」のみを発信し、国民を洗脳していると言っても過言ではない。

この状況を見過ごせず、私は大麻の真実をより多くの人に伝え、思考放棄の状態から目覚めてほしいという思いから、本書の出版に踏み切った。一方的にゆがめられた情報ではなく、大麻に関する正確な情報を伝えることによって、多くの人が大麻の知識を得たうえで、一人ひとりの考えを行動に表してほしい。それこそが私に課せられた使命だとも思っている。

大麻、麻、マリファナ、ヘンプ……そもそも大麻とは？

そもそも大麻とはなんなのか、正確に答えられる人は少ないと思う。大麻とは大麻草、つまり植物の名称のことだ。大麻草はアサ科に属する植物で、昔から繊維や種子を利用するために栽培されてきた。春から秋にかけて生育し、大きいものだと３ｍにまで達する。

産業用大麻（＝ヘンプ）は一般的には「麻」と呼ばれ、抗菌・消臭・通気性に優れた素材である。日本では繊維素材の布として現在も一般的に流通しており、古くから神事にも使われてきた歴史がある。

神社では、拝殿で神様に向かって手を合わせる前にカランカランと鈴を鳴らす。鈴がつけられたあの縄は鈴緒《すずお》といい、実は麻でできている。麻は衣類や生活用品だけでなく、日本では古くからさまざまな神事や、神聖なる場所の結界としても使用される素材である。皇室行事において天皇即位後に行う大嘗祭《だいじょうさい》という宮中祭祀《さいし》では、麁服《あらたえ》と

大麻草の各部分の用途

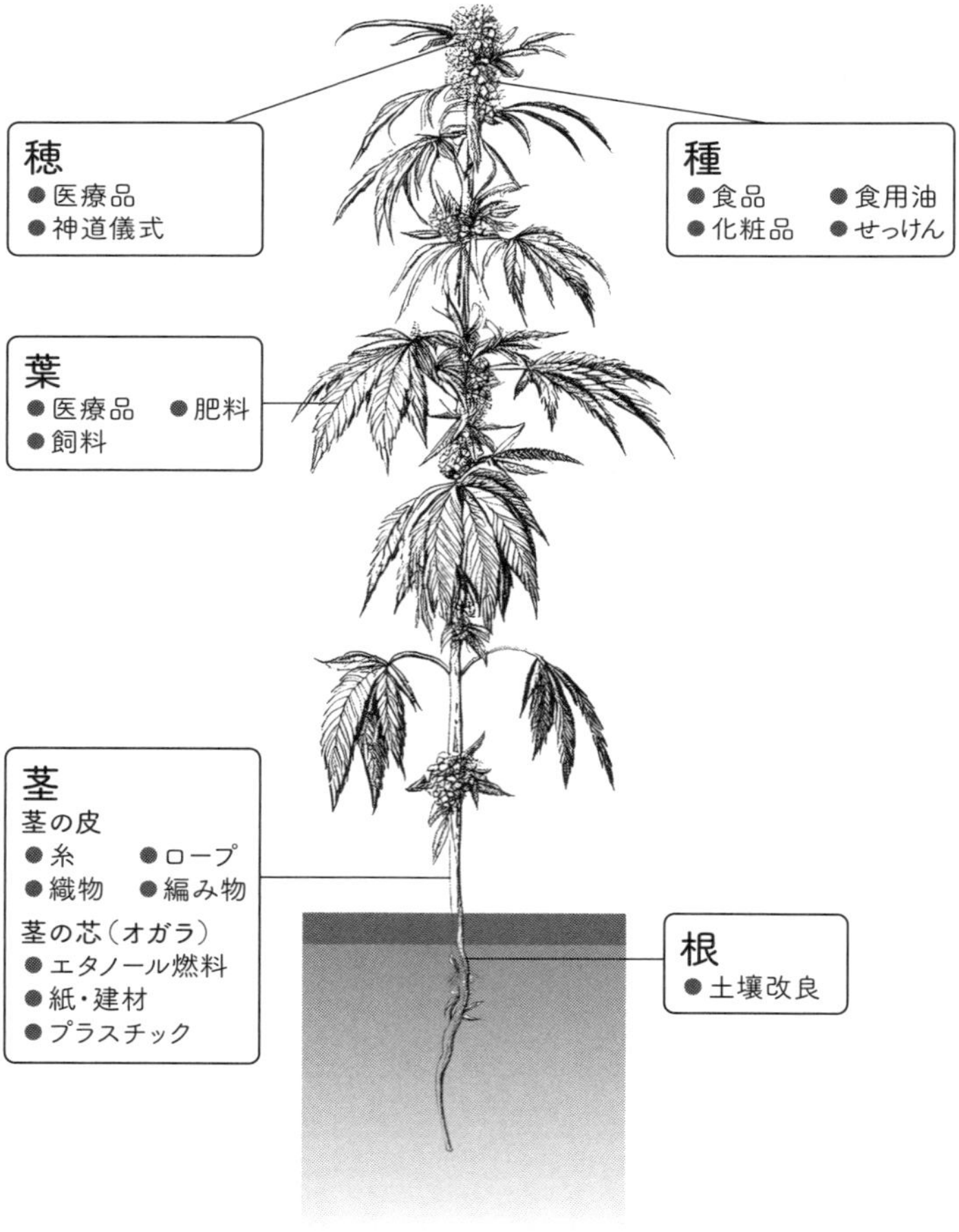

穂
● 医療品
● 神道儀式
種
● 食品
● 食用油
● 化粧品
● せっけん
葉
● 医療品
● 肥料
● 飼料
茎
茎の皮
● 糸
● ロープ
● 織物
● 編み物
茎の芯（オガラ）
● エタノール燃料
● 紙・建材
● プラスチック
根
● 土壌改良

いわれる麻織物を供え物にしている。

また、麻は相撲との関係も深く、横綱が土俵入りのときに締める綱にも使用される。これは神社の注連縄《しめなわ》が由来という説もあり、「麻もみ」と呼ばれる麻ひもは力士たちが作っている。横綱の綱の中には大麻の繊維である精麻が10kgも入っているといわれ、縁起物として尊ばれているのだ。

さらに神事という特別な用途だけでなく、私たちの日常生活のなかにも麻製品はごく普通に存在し、ロープ、キャンバス、バッグなどのほか、環境にやさしい衣類などにも使われることがあり、なんの問題もなく購入できる。ただし夏服やシーツ、タオルなどの原料となるのに使われるリネンは大麻草ではなく亜麻（フラックス）からつくられるため、一般に「麻」製品と呼ばれていても別のものだ。

一方、大麻（＝マリファナ）は大麻草から生成される薬物の名称だ。

麻と、違法とされている大麻との違いは、陶酔作用のあるＴＨＣ（テトラヒドロカンナビノール）の含有量の差にある。ＴＨＣは幻覚作用などを起こすとして大麻取締法で罰せられる対象で、本書執筆時の2024年8月現在、日本の麻のTHC含有量は0・3％以下、対して海外の大麻草は10～20％となっている。

そしてここが重要な点だが、日本で昔から栽培されていた大麻草は繊維型と呼ばれるもので、これはTHC含有量が1％未満のため、日本では麻薬と同様の意識を高揚させたり酩酊《めいてい》状態になったりするための薬物として使用される習慣がなかった。つまり日本古来の大麻草は危険な薬物にはなり得なかったのである。

もちろん現在合法的に栽培されている大麻草も薬物としての成分はない。そのことを国もマスコミも何一つ伝えず、覚せい剤と同等の違法ドラッグとして扱っているのだ。これこそが恣意的にゆがめられた情報にほかならない。

もしかすると、省庁もマスメディアも、植物としての大麻草と違法薬物である大麻を意図的に一括して「大麻」と称しているのかもしれない。本来なら植物は「大麻草」、違法薬物は「違法大麻」とでも呼ぶようにすれば、一般の人も理解しやすくなるはずだ。ただ本書においては植物としての大麻草以外は、総合的に「大麻」と呼ぶことにする。

ＴＨＣと混同してはいけないＣＢＤ

大麻は花穂《かすい》や葉に向精神作用をもたらすＴＨＣが含まれているため違法薬物だという認識が広がっているが、大麻のすべてに向精神作用があるわけではない。「ＣＢＤオイル」などの美容オイルとして流通しているＣＢＤの成分は、大麻草の合法な部位からのみ作られているので日本でも合法的に利用できる。ＴＨＣのような精神的にハイになる効果はなく、逆に抗炎症、鎮痛、抗不安作用があることが確認されており、特にてんかんの有効な治療薬としてＦＤＡ（米国食品医薬品局）に承認されている。

私の会社でも合法成分を含む大麻油を製造・販売しているのだが、もちろんこれもＣＢＤ由来の製品で、Amazonや楽天などで普通に購入できる。

私の会社で販売している大麻油は、当初はフロリダの会社に製造を委託しようとしたのだが、先方が日本の大麻取締法を理解していなかったために空港で差し止められ、いきなり100万円ほどの損失を出してしまった。

そこでオーストラリアに本社をおく高品質な大麻オイルやCBD製品で世界的に有名な企業でOEMによる生産を始めた。しかし、その後その企業が原料調達に問題が生じたため、自分でCBD原料を輸入して製造会社に製造を依頼するようになった。その数年後からはほかの会社でOEMを行っている。商品名やラベルのデザインは私がほとんど作っている。

ある時期からCBDの輸入の規定がはっきりしたため、輸入業者・OEM業者が増加した。

自分で輸入していたときは通関申請書類の書き方なども、手探りで定まった感じがなく、トラブルになることも多かった。関東地区の麻薬取締官から暴言を吐かれたこともあった。

CBDは麻薬ではなく、大麻草の花弁や茎、種子から作られる成分で、WHOもECDD（薬物依存に関する専門委員会）も、有害反応や依存性、乱用の危険性がないことを報告している。つまり安全だとお墨付きをもらっている。

しかし、医療に関する世界的権威である機関が安全だと言っているにもかかわらず、日本では厚生労働省もマスコミもこぞって危険ドラッグ扱いという、実におかしなことが起きているのだ。

日本の現行法では、大麻由来の成分は抽出される部位によって違法性の可否の判断材料になる。現在、日本で大麻を規制しているのが大麻取締法だ。２０２３年12月の改正で、ようやく医療用大麻の使用が認められるようになった。一方で「使用罪」が新たに科せられることとなった。

これまでの大麻取締法では、成熟した大麻草の茎や種子から抽出された成分は合法、それ以外の部位から抽出されたものは違法となる。ＴＨＣは合法な部位にほとんど含まれておらず、違法とされる部位からしか抽出できないため、違法成分として扱われてきた。

それが、改正大麻取締法では、従来のような部位による規制ではなく、ＴＨＣ濃度による規制に変更されたため、ＴＨＣは違法でＣＢＤは合法となった。

日本での大麻の扱われ方

2023年11月、東京都武蔵野市で行われた祭りの会場で無料配布されていた菓子のグミを食べた男女5人が体調不良を訴えるという事件が発生した。警察が調べたところ、配布されていたグミから大麻成分に似た指定薬物THCHという合成物質や、当時規制対象外だったHHCHなどの成分が検出されて、グミを配っていた男性が逮捕されることとなった。

このグミも検出された成分も違法なものではなかったが、当時の報道では合法であることは無視され、「大麻グミ」というセンセーショナルな呼び方で違法な成分入りとして報道されていた。そしてこの事件を受けて日本では2023年12月からHHCHも指定薬物に追加され、所持や販売に対して罰則が設けられることになったのである。

メディアは大麻をより強力な違法薬物への入り口となるゲートウェイドラッグだと

喧伝《けんでん》し、それとともに大麻成分が含まれたグミが一般に販売されている状況が問題視された。「大麻グミ」を配った男性は、2024年に医薬品医療機器法（指定薬物の所持）容疑で書類送検されている。

この騒動を利用して、厚生労働省は、同様の化学構造を持つ物質もまとめて指定薬物とする方針を決定し、より厳格な規制に踏み切った。そして取り締まりも強化され、従来合法とされていた成分までもが使用基準に厳しい制限が課されるようになった。こうして大麻が違法薬物扱いされる傾向が、一層強くなってしまったのである。

合法的な大麻成分と違法な大麻成分があることすら一般の人は知らされないままだ。そして正確な情報を知ることもなく、ただ拒絶すべきものとして扱っている。

特に影響が大きいのが、麻薬・覚せい剤乱用防止センターが行う「ダメ。ゼッタイ。」キャンペーンだと考えられる。しかしこうした活動は、科学的データに基づく理由が不明瞭のまま、大麻を覚せい剤やコカインなどのハードドラッグと同レベルの扱いで危険薬物と決めつけている。

データを無視したイメージの刷り込みによって、厚生労働省は大麻を強引に違法薬物として人々に意識させ、警察はそれを助長するように特に有名人をターゲットに取り締まっているように見える。そしてマスメディアは諸外国での大麻合法化といった報道はほとんどしないのに、有名人が大麻で逮捕となると、ニュースで取り上げて寄ってたかって袋だたきにする。こうして日本国民の多くが何の疑問もなく「大麻は悪だ」と思い込まされ、そしてこの誤った認識のもとに大麻は不当に扱われ続けている。

実際には大麻取締法によって規制されている嗜好《しこう》性大麻以外にも、医療効果が認められている医療用大麻、繊維などに利用される産業用大麻があるのだが、「大麻」と聞いただけですべてひとくくりにして違法薬物扱いされているのが現状だ。

大麻グミ逮捕と危険ドラッグ指定のイタチごっこ

いわゆる「大麻グミ」を食べた人の体調が急変し病院へ緊急搬送された事件では、

グミを配った男性だけでなく製造販売会社社長も逮捕されている。当時の社長だった松本大輔氏は、この件で3回も逮捕され長期勾留を余儀なくされた。

松本氏の会社で製造・販売したグミには、ＨＨＣＨという成分が含まれていたといわれている。ＴＨＣやＣＢＤは水素化するとＨＨＣ（ヘキサヒドロカンナビノール）やＴＨＣＨ（テトラヒドロカンナビヘキソール）になるなど、自然に変化する。ＨＨＣＨもその一つで、これらは合成カンナビノイドという。合成カンナビノイドは様々な用途、製法で生み出し続けられている。

自然な状態の大麻草から大麻成分入りのグミのようなものを作ろうとしても、採れる成分は微量なので大量生産はできない。そのため、人工的に半合成と呼ばれる天然由来の材料を使った化学合成を利用して、大量生産を可能にしている。グミに入っていたとされるこのＨＨＣＨは、２０２３年11月21日に危険ドラッグに指定された。松本氏は過去に規制された物質の混入を疑われて逮捕されたが、私には見せしめのように思われる。

しかしＨＨＣ、ＴＨＣＨ、ＨＨＣＨといった合成カンナビノイドは１００以上あるといわれている。新種が次々に出てくるので、特定の合成カンナビノイドを危険ドラッグに指定しても、また違う種類の合成カンナビノイドが現れる。いわばイタチごっこでしかない。

ちなみに松本氏はその後2024年6月18日に大阪地検により不起訴処分となった。その理由として、「公訴を維持するに足る証拠が収集できなかったため」とされているのだが、あれだけマスコミが大騒ぎしたのはなんだったのかと首をひねりたくなる。この件に限らず、十分な証拠もないのに逮捕して、その後不起訴となる薬物事件が数多く存在する。政府、警察などが目の敵にしてさらし者にして、国民も好奇の目で見るだけだ。これでは権力側の思うつぼである。

そして、不起訴という結果もひっそりと報じられただけだ。こうした情報統制じみた行為にも国による権力の濫用《らんよう》が見て取れる。しかしそれ以上に問題なのは、こうした状況に対して疑問を感じることなく、思考放棄してしまった日本人の現状なのだ。

日本では危険ドラッグという汚名のみに着目される合成カンナビノイドだが、海外で医療目的に製造している製薬会社のサイトでは、合成カンナビノイドごとに成分や効能が書かれていたり、副作用まできちんと説明があったりする。

合法的な成分を含む医療用大麻は、慢性的な痛みの緩和、不安やストレス軽減作用によるPTSDの治療、多発性硬化症などの筋肉の緊張緩和など、さまざまな効能がある。だからこそ世界各国で使用され、多くの患者を病気の痛みや不安などから救っているのだ。

こうした事実を何一つ報じることなく、一方的に「大麻＝危険ドラッグ」というイメージを植え付けようとするマスコミの報道姿勢には非常に憤りを感じている。国から何らかの圧力があるのかどうかは定かではないが、仮にも報道機関と称する以上は、綿密な調査のうえで事実に基づく報道をすべきだ。それができないのであれば、もはや報道機関としての存在意義はないと思う。

日本における産業用大麻の現状

大麻や嗜好用大麻とは別に、日常生活に役立つ産業用大麻（ヘンプ）が存在する。繊維を利用する目的で栽培した大麻草から採れるものを指し、世界各国でも利用されて一つの産業として確立されている。

日本国内で合法的に栽培されている大麻草は、昔から日本に生息するTHCの含有量が極端に少ない種類であり、日用品や神事などに使用されている。「大麻＝危険ドラッグ」という悪いイメージが先行する日本で、産業用大麻を栽培する農家は激減しており、1954年には約3万7000人だったのが、2022年時点では25人程度となっている。

現在、日本で大麻を合法的に栽培できるのは、伝統的な麻繊維を目的とした「麻農家」に限られている。大麻取締法では、特別な許可を得た者だけが繊維用大麻（一般に「麻」と呼ばれる）を栽培することができる。これらの農家は主に、和装の帯や神事用の注連縄などに使われる大麻繊維を栽培しているが、栽培の許可を得るためには非常に厳しい条件が課されている。これはあくまで繊維用としての栽培であり、薬用や娯楽目的の大麻草（ＴＨＣ含有量が高いもの）は許可されていない。

麻農家が栽培を続けているのは、主に伝統文化の維持・継承や、繊維産業としての需要が存在し、その供給源として独占状態にあるためである。

伝統的用途としては神社の注連縄や神具、祭りに用いられる麻製品の需要は今でも存在しており、麻農家はこれらの市場向けに大麻草の栽培を続けている。大麻草栽培は伝統文化としても位置づけられており、伝統的な栽培技術の継承をすることも麻農家の役割になっている。

また、大麻草は非常に丈夫な繊維となる植物としても知られているが、特にエコフレンドリーな素材として注目されており、持続可能な農業の一環として栽培されている。衣料品やロープなど、耐久性が求められる製品に使用されるため、特定の市場での需要が続いており、さらに環境にやさしい素材という点で、持続可能なファッションや産業用素材としての価値が評価されている。

需要があるだけでなく、一部の麻農家は、地方自治体や国から伝統産業の維持を目的とした補助金を受けていることもある。これによって経済的なリスクが軽減され、栽培を続ける動機にもなっているのだ。

この麻農家の人たちは昔から栽培している人たちだ。新たに参入しようとしても免許が必要であり簡単に許可されることはない。そもそも産業用大麻の栽培は、大麻取締法に基づく厳格な手続きを経て許可を得られる免許制となっている。都道府県庁に申請し、栽培計画書や身分証明書、土地の選定、盗難防止のためのセキュリティの整備など、厳しい審査をクリアしなければ栽培することはできない。しかもこの免許は1年ごとの更新制となっているのだ。

必要な存在とされながら、一方では厳格な審査によって栽培を制限されるという大きな矛盾をはらんでいるのが大麻に関する行政の対応だ。これは違法大麻の栽培を防ぐために厳格な許可制を敷いている。というより、大麻の悪いイメージを広げるために産業用大麻の存在はむしろ隠しておこうという考えなのかもしれない。

麻素材の商品は実はあちこちで流通しているが、一般の人は産業用大麻と薬物としての大麻の区別など分からないし、例えば神事に使用されているのが麻であることすら多くの人は知らないと思う。そのため栽培する農家はやはり違法大麻を含む大麻全体に対する悪いイメージを気にして、人目をはばかってひっそりと続けているという話もよく聞かれる。

合法的な栽培をしているのに世間の目を気にしなければならない農家も気の毒だが、そもそもの原因は大麻の正確な情報を隠している国やマスコミの姿勢が大問題だと思う。大麻を悪役に仕立て上げて、いったい誰になんの得があるのか。おそらくなんらかの利益を得ている存在があるのだろうが、それは隠し通されているのだ。

そうしたなかでも三重県にある一般社団法人『伊勢麻』振興協会」は積極的に活動している。古来栽培され、伊勢神宮など多くの神社で神道の儀式などにも使用されてきた伊勢麻の普及と啓発活動に取り組んでいる。神事と麻の関係など伝統文化の継承や、麻栽培技術の指導と支援、麻製品の販売促進など多彩な活動を続けている。それだけでなく、県議会議員を通じて厚生労働省に対して猛プッシュして2年がかりで栽培免許を取っている。この活動を私自身も応援しているし、今後もさらに活動の今後にも大いに期待をしている。

しかし同団体はこうした活動で栽培免許を取るなど目立つことをした結果、役所などから目をつけられることになった。産業用大麻の栽培は許可するが、製品を県外に出荷してはならないという通達まで出されることもあった。

こうした状況下で私が注目していたのが、2022年に自民党の有志議員らによる「産業や伝統文化等への麻の活用に関する勉強会」が設立されたことだ。安倍晋三元総理の逝去後も「一般社団法人麻産業創造開発機構（HIDO）」として現在も活動を継続している。こうした追い風もあり「伊勢麻」振興協会は堂々と駅前で栽培をしていたりする。

しかし、問題はそのほかの大麻栽培農家は、相変わらず役所を刺激しないよう目立たぬように栽培しているという現実である。例えば1年ごとの更新となっている栽培免許にしても、何度も細かく申請書類の不備を指摘されたり、なかには免許を取り上げられたりするケースもあり、どの農家も戦々恐々としているのだ。私自身は、安倍元総理が大麻に関する勉強会を立ち上げ、現在でも社団法人として活動している時点

大麻栽培者数の推移

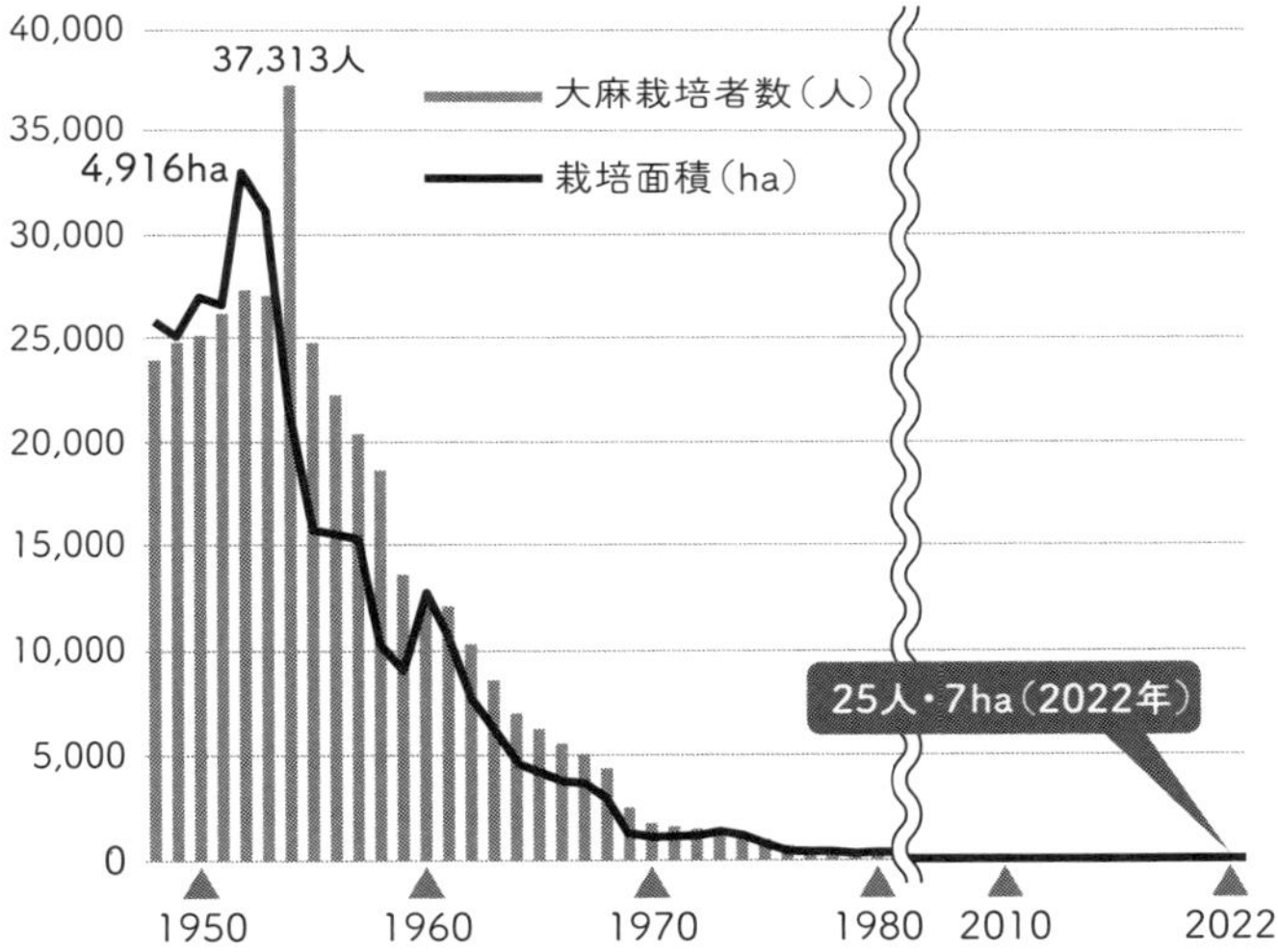

厚生労働省「大麻栽培者数の推移」を基に著者作成

で、社会的にも強力に後押しされたと感じており、大麻栽培農家がもっと前面に立って主張すべきではないかと思っている。

2、3年前には厚生労働省が大麻取締法を改正する際の会議で、規制緩和するような話にもなっていた。こうした状況の今、大麻栽培は積極的に進めていくべきだと思う。

にもかかわらず実際には農家側が二の足を踏んでいるように思える。栃木県の農家のケースを挙げると、栃木県鹿沼市の永野郵便局周辺から永野コミュニティーセンターの辺りは県道沿いに大麻草が栽培されていて鉄柵もない。現地のトチシロギという品種はＴＨＣを含まない無毒な大麻草としてＰＲされている。それゆえか30年以上も盗難被害がない。

しかしこのようなメジャーといっていい栽培農家は厚生労働省の会議に参考人として出席して、自分たちの栽培する大麻草の有用性を語りつつも、それよりも強い論調でマリファナは絶対いけませんと言っている。うがった見方をすれば、これは厚生労働省からなんらかの働きかけがあったのかもしれないとも推測できる。

私は大麻の合法化を目指しているが、まずは産業用大麻を合法化してからという段階を踏んだほうがいいかと思って同志と解放運動を続けている。栃木県のこの農家に関しても実際に現地に出向いたこともある。正式に自治体の許可を得ているのだから大麻栽培農家だということを公にしてもよいはずなのに、やはり人目を気にしてひっそりと栽培を続けている状態だ。これを見ると私には、どうしてもいまだに厚生労働省に弱みを握られているように思われるのだ。

免許は1年更新だから結局は役所の顔色をうかがってビクビクせざるを得ない。たまに役所の人間が畑にやって来ては、「ＴＨＣがこれだけ出ているぞ！」と相当な微量であってもいちいち言ってくる。栃木のこの農家は、私たちが制作し大麻に関する情報を発信していたローカル局のテレビ番組（『ちょっと真面目な麻のＴＶ』）で取材し、番組内でオンエアしようと思ったところ、途中段階までＯＫだったのが、急にＮＧになったこともあった。

北海道にも一般社団法人北海道ヘンプ協会がある。北海道ヘンプ協会は、「ヘンプを北海道の基幹作物に！　目標面積は全道で２０００ha」をスローガンに北海道で栽培したヘンプをエネルギーにするような目的があると聞いたが、思っていたより動きがあまり見られていない。伊勢麻振興協会と同様に、地道で真面目な活動を続けているのに動きが停滞しているのは、やはりスムーズに栽培許可が下りていないことが原因なのかもしれない。だとすればそこにも何者かの作為が感じられてならない。

産業用大麻の栽培状況

中国は世界最大のヘンプ生産国である。続いてカナダ、アメリカ、フランスの順となる。中国はカナダの4倍、欧米で見るとアメリカは、ヨーロッパ最大の生産国であるフランスのほぼ2倍の規模となっている。ちなみにヨーロッパだけに注目すると2017年のデータによれば、ヨーロッパ全土で約11万ac（1acは4047㎡）しか栽培されていない。フランスがヨーロッパ全体の約5分の1を生産していることになる。

産業用大麻の栽培は世界各国で個々の規制つきではあるが合法化されている。中国では主に繊維産業向けに生産されている。繊維としての大麻は長い歴史があり、現在でも広範に使用されている。ただし、THCを含む製品に対しては依然として厳格に規制されている。

カナダは産業用大麻の生産が合法化されており、特に食品および栄養補助食品向けに市場が拡大している。2018年の娯楽用大麻の合法化によりカンナビノイドを含む製品の市場も拡大してはいるが、依然として厳しい規制のもとで管理されている。

アメリカでは、2018年の「ファームビル法」により、産業用大麻の生産が合法化された。産業用大麻はTHC含有量が0・3%以下のものに限られ、食品、繊維、医薬品などに利用されているが、大麻生産は州ごとに規制が異なるため、各州が独自の生産管理を行っている。

またEU（欧州連合）では、THC含有量が0・3%以下の大麻が産業用として合法とされている。フランス、ドイツ、スペインなどの国々が大麻を合法的に生産しており、繊維、食品、建材としての利用が進んでいる。特にフランスは産業用大麻の主要生産国の一つで、繊維や紙、建材に使用される大麻が多く生産されている。EUの規制に基づき、産業用大麻の生産者は特定の種子を使用する必要がある。

オーストラリアでも産業用大麻の生産が合法化されており、食品、繊維、栄養補助食品としての利用が進んでいる。特定の州で大麻の生産が許可されており、国の規制に基づいて生産が管理されている。

これらの国々に加えて、イギリス、ウルグアイ、南アフリカなど、多くの国が産業用大麻の規制を整備しており、合法的に生産・取引が行われている。

国内に目を向けると、北海道ヘンプ協会の菊池治己前代表理事は、「海外では大規模栽培が主流。広い北海道は適した土地である。道内で2万haに作付けした場合、建材・衣料品・食品製造などで約1兆8000億円の経済効果が期待できる」(北海道ヘンプ協会HP)と規制緩和を歓迎する発言をしている。同協会の個人・法人で参入する意向を持っている数も少なくないという。

北海道で栽培されている農作物に「甜菜《てんさい》」がある。砂糖の原料なのだが、この作物が今後も作り続けられるかどうかという重大な局面を迎えている。砂糖の需要はこの30年で半減しており、人口減少と近年はやっている低糖質のものへの移行が影響していると思われる。

国は今まで甜菜生産者に交付金を支払っていたが、対象枠を段階的に引き下げることを決定し、2026年度までに15%を減産する方針だという。こうした状況下で、ヘンプを甜菜に代わる輸出用の作物として注目している農家もいる。ヘンプは無農薬、かつ使用する水の量が少なくても育つため、環境にもやさしく今後注目されるべき作物だ。環境の変化や産業構造の変化にも対応できるはずだし、今後は大いに役立ってほしいと思っている。

世界規模で大麻栽培・生産、合法化が加速している

世界で「グリーンラッシュ」という動きが活発になっている。これは大麻を使ったビジネスが急成長していることを表している。

大麻ビジネスというと日本人はすぐに違法薬物の非合法な取引だと思い込むが、とんでもない話で、世界各国でれっきとしたビジネスとして成立している。ただそうした事実は国内ではほとんど報道されていない。

アメリカでは大麻市場が経済の大きな柱となっており、合法化の進展とレクリエーションおよび医療用大麻の需要増によって支えられている。また、大麻の合法化が進行中のドイツ、チェコ、スイスなどでは、レクリエーション用大麻の販売に向けた法

的枠組みを整備しているのだ。ドイツでは2027年までに市場規模が10億ユーロに達する見通しとなっている。

このグリーンラッシュというネーミングは1940年代後半の金採掘にアメリカをはじめとして世界が狂乱した「ゴールドラッシュ」になぞらえていると思われる。一般的には1848年のアメリカ・カリフォルニアでの金の鉱脈発見によって象徴されている事象だ。この発見は、アメリカだけでなく世界中に衝撃を与えて、数多くの人が一攫《いっかく》千金を夢見てカリフォルニアへと向かった。

この時代に金がどこにあるかを探し当てる技術が進化し、社会構造にも大きな変化をもたらした。単に金鉱の採掘にとどまらず、新たな地域の開発と経済的繁栄を促進することに寄与したのだ。まさに今の世界では痛みの鎮静化に有効な医療用大麻、繊維産業に代表される産業用大麻、レクリエーション用に使用される嗜好用大麻（合法化されている国や地域）などの領域でゴールドラッシュのような産業進出が活発化している。

驚くべきことに、世界の大麻関連市場の経済効果は14兆円以上ともいわれている。嗜好用大麻を例に挙げると、アメリカでは経済効果が日本円に換算して5兆円レベルと推定され、確かにアルコールや以前のたばこのマーケットにはまだまだ及ばないものの、これらの市場を少しずつ侵食している印象だ。

それ以外の国でも、タイの大麻市場は2027年に3兆円になると期待されている。またカナダの嗜好用大麻の潜在的需要は2兆3000億円ともいわれている。カナダではCBDがブームとなっているのが関係しているのか、積極姿勢が目立つように思える。

大麻の殻、種の中から採れる粒には豊富にたんぱく質が含まれているといわれる。一説には大豆に次ぐほどの含有量ということだ。その粒を粉砕する技術が開発されたことを契機にマーケットに大量に出回り、今ではヘンププロテインなども販売されているほど身近な存在になっている。ヘンププロテインは日本でもネット通販などで簡単に手に入る。オーガニック・無添加・有機といった部分をアピールしており、JAS認定も取得している商品だ。また大麻の種からはヘンプシードオイルも抽出でき、これにはTHCやCBDは含まれていないため、食用やスキンケア・美容、さらには工業用など、さまざまな用途で利用されている。こうした幅広い利用法を背景に、フランスでは政府が農家を資金的に支援してどんどん栽培しており、カナダと中国は以前から積極的に大麻栽培を進めている。

アフリカでもグリーンラッシュが起こっている。レソトは2017年にアフリカ初の医療用大麻合法化を果たした。翌2018年にはジンバブエ、2021年にはモロッコ、2023年にはウガンダが医療用大麻を合法化している。ザンビアでは輸出目的のみの合法化を2019年に決めた。ルワンダも輸出目的の大麻合法化へ向かっている。ヨーロッパでいえば、ハシシという大麻製品を最も多く闇市場に流しているとされるモロッコが2023年4月に合法的な大麻栽培の開始を正式に発表している。

こうした世界的なグリーンラッシュについてやはり重要だと思うのは、各国の政府が法律を変えないと参入できないということだ。ゴールドラッシュや、近年のITブームなどを推進したのは、民間人の熱狂的な勢いと学習にプラスして、政府の協力があった。グリーンラッシュの場合には特に、政府によって大麻の規制が緩和、もしくは撤廃されることがポイントとなってくる。

もう一つは、産業用大麻、医療用大麻、嗜好用大麻と分類されるが、ベースは農業であるということだ。農地で日光とか水をやりながら大麻草という植物を育てて活用する産業である。アフリカなどではたばこを主要作物にしたところ売上が落ちて医療用大麻を推進する動きになっていたり、ヨーロッパでも医療用大麻が合法の国が増えていたりするので、徐々に非犯罪化が進んでいる。

こうした動きにいちばん遅れているのはアジアではないかと思う。いち早く医療用大麻を合法化したタイにしても諸外国の動きと比較すると非常に遅い。そこでタイ政府はテコ入れのために民間人に苗を100万本も配布した。配られたのは陶酔作用のあるTHCの成分が入っていないものだ。ところが動画検索をすると、タイのあちらこちらで医療用ではなく違法成分の入った大麻が売られているのが分かる。堂々とした抜け道で、タイ政府はどういうつもりなのかと首をかしげてしまう。

日本に伝わってこない
バイデン大統領の大麻についての公的発言

アメリカのバイデン大統領は2022年10月6日、大麻の単純所持で有罪判決を受けた全員に恩赦を与えると発表した。大統領選で公約として掲げていた大麻使用の完全な非犯罪化はかなわなかったが、大きなトピックだと思っている。バイデン大統領の発言は次のようなものだ。

大統領選の期間中にもたびたび述べたように、大麻を使用、所持しているだけで刑務所に入るようなことはあってはならない。大麻所持を理由に刑務所に送ることはあまりにも多くの人々の人生を狂わせ、多くの州ではもはや禁止されていない行為のために人々を投獄してきた。

また、大麻所持の犯罪歴は、雇用、住宅、教育の機関に対して無用な障壁を課してきた。白人と黒人と褐色の人々の大麻使用率はほぼ同じだが、黒人と褐色の人々は不釣り合いな割合で逮捕、起訴、有罪判決を受けてきた。（中略）私たちの大麻に対するアプローチの失敗のために、あまりにも多くの人生が狂ってしまった。今こそこの過ちを正すときである。（ホワイトハウス公式ＨＰ）

これは、かつて極秘公民権運動や黒人解放運動を続けてきた原告の誕生日である記念日に語られたものだが、やはり有色人種に対する不当な取り締まりがあったと人権の面からもアプローチしている宣言でもある。この宣言は二度にわたってされており、日本の厚生労働省にもインパクトを与えたといわれている。大麻取締法の改正が国会で審議されるという話が延期されていると聞くが、この宣言の影響なのではないかと思う。

２０２２年に恩赦を発表したバイデン大統領は、２０２４年４月20日（大麻の日に合わせたものだと考えられている）にも自身のＸに、「大麻を所持しているだけで刑務所に送ることは、あまりにも多くの人生を狂わせ、多くの州ではもはや禁止されていない行為で人々を投獄してきた今こそ、これらの過ちを正すときだ」と投稿した。

この動向に合わせて、ハリス副大統領も同時刻に大麻改革について「大麻を吸ったからといって誰も刑務所に行く必要はない。私たちは最終的にその名に恥じないように司法制度を改革しながら、大麻に対する国のアプローチを変え続けなければならない」という力強いメッセージを発信した。

またアメリカではこの4月20日の前後、首都ワシントンDCが医療用大麻に対する売上税を免除するタックスホリデー期間を設けるなど、独自の支援策も行っている。タックスホリデー、つまり免税ということだろうが、こうしたことにアメリカ政府は力を入れている。

さらに、2024年5月、米司法省は大麻を危険性の低い薬物へと分類変更する案を正式に発表した。アメリカにおいて、過去50年間で最も大きな変更となった。バイデン大統領は、このように複数回にわたって大麻に対する改革への取り組みを明らかにしている。

2024年にドイツが大麻合法化

最近のトピックとして、ドイツでは2024年4月1日に嗜好大麻の所持や使用を認める法律が施行された。内容は以下のようなものだ。

●18歳以上の成人は公共の場で25gまでの大麻所持などが認められる
●政府は闇市場で粗悪な製品の取引を危惧し一定の条件のもとで使用を認める

ドイツはすでに医療用大麻を合法化しているし、イタリアやポルトガル、スイスなどヨーロッパのいくつかの国は非犯罪化もすでに行っている。ドイツもいよいよ嗜好用大麻の合法化まで踏み切ったことになる。これは世界の大麻合法化の流れのなかでは極めて大きな事件なのだが、日本ではほとんど報道されていない。

ドイツのメディアによると、首都ベルリンにある観光名所のブランデンブルク門の前には、施行前日の3月31日の夜、大麻使用合法化を求めてきた団体関係者や若者たちが約1500人も集まった。そして、法律が施行される4月1日に日付が変わると同時に、大麻を吸って解禁を祝ったという。ドイツの人々は、ビールの「オクトーバーフェスト」のようなイベントと同様に考えているのかもしれない。

ドイツではこの嗜好品としての大麻の合法化で、年間で約47億ユーロ（日本円でおよそ6900億円）の税収増加につながるとしている。さらに2万人の新規雇用を創出できるという調査結果もあるという。日本は指をくわえて見ているだけというのは、あまりにもったいない。ドイツの人口は日本の約2／3。年齢分布や地域差などあるにせよ、日本はドイツ以上の経済効果や雇用創出の可能性があるといえる。

大麻の合法化にはこれだけの経済効果や雇用創出効果があるというのに、なぜ日本政府は実現できないのか。なんとも不可解としかいいようがない。この点について政府からも一切説明はなく、だからこそ裏があるのではないかと疑ってしまうのだ。

スポーツ界でも大麻合法化？

スポーツと大麻との関連については2024年に注目すべき発表があった。アメリカの全米大学体育協会（ＮＣＡＡ）が大麻に関する薬物政策を大幅に変更することを発表したのだ。これはＮＣＡＡの最高クラスであるディビジョン１に所属するアスリートの、大麻に対する薬物検査を廃止するという内容である。

そのなかでは、ＮＣＡＡ選手権で実施される薬物検査は、競技結果に影響を与える物質に焦点を絞るべきで、大麻はパフォーマンス向上に関連しないと指摘していた。これはプロだけではなくアマチュアに対しても大麻使用を容認するということだ。ディビジョン１は野球やアメフト、テニス、バレーボール、陸上競技などさまざまな競技が含まれていて、ほぼすべての競技で容認されるという。

しかし、このニュースをきちんと報道している日本のマスメディア、特にテレビの地上波は皆無といえる。おそらく、私たちが制作していた『ちょっと真面目な麻のＴＶ』だけではないかと思う。日本でも頻繁に体育会系の大学生が大麻の所持で逮捕されて問題となっているが、大学側は自分たちの責任を追及されることを逃れるために、問答無用な切り捨てを続けている。

ただこの薬物検査廃止の動きはまだアメリカ国内での話で、世界的にこの動きが広がるわけではない。今年（2024年）はパリオリンピックが開催されたが、何年も前からオリンピックで大麻を規制する理由があるのかという議論はあった。現時点で大麻はWADA（世界ドーピング防止機構）の禁止薬物リストに含まれているが、競技期間外であれば大麻陽性反応が出ても選手が処分を受けないことから、大麻を禁止薬物リストから除外することを検討中だという。

IOCの内部でもこの件について検討していると聞くが、本当になぜ駄目なのかという議論を重ねることによって、規制が解除されることが現実になるのではと私は期待している。

このように大麻を取り巻く環境や規制は刻々と変化しているにもかかわらず、最新情報がマスメディアではほぼ取り上げられない。だからこそ、私たち日本人は正しい大麻の知識と世界の状況を把握するために、諸外国の情報を積極的にリサーチしていく必要があるのだ。

あの有名企業も！　私たちが知らない世界の動き

実は、世界ではさまざまな大企業が大麻草産業に参入している。あのメルセデスベンツやフェラーリがボディーを補強するために産業用に品種改良されたヘンプとポリプロピレンの複合材料をドアパネルに採用するなどの動きがある。

また、リーバイスのヘンプジーンズ（「61% cotton、31% hemp」といった感じで表示されている）、ナイキのヘンプスニーカーなどもある。

大塚製薬は２００７年から２０１５年まで、イギリスのＧＷ製薬と共同研究を行い、ＴＨＣとＣＢＤを含む医薬品「サティベックス」ががん鎮痛などの臨床研究に大きく貢献した。ＴＨＣが入っているため、当然日本では販売できないが、アメリカで販売するライセンスを取得しているのだ。これは大塚製薬のウェブサイトにもきちんと書かれている事実である。ところがこうした情報は日本のマスメディアではまず取り上げられることはなく、ほとんどの人が知らないままになっている。

ライセンス、つまり特許の取得に着目し、日本における特許情報を調べるサイトで、「大麻」「ＴＨＣ」というワードで検索してみると２００件ほどヒットする。日本政府や厚生労働省はかたや「ダメ。ゼッタイ。」と大々的にキャンペーンを展開しながら、裏ではそんなこととは無関係に特許を認めている。

そもそも特許はそんなに簡単に取得できるものとは思えない。現状の大麻の悪いイメージを貫き通すのであれば、公序良俗に反するものであり法律にも抵触するはずで、そんなものが特許を取得できるとはとても思えない。

こういう点からも、厚生労働省をはじめとして、我々が知らないところで着々とビジネスの準備は進められているのではないかと勘ぐってしまう。

２０２３年12月の改正大麻取締法の可決によって医療用大麻は認められたものの、新たに「使用罪」が刑事罰の対象となった。今の日本は諸外国の大麻の規制と歩調を合わせるのか、それとも相変わらずあいまいな態度を取り続けるのか、大きな岐路に立たされているのだと思う。

にもかかわらず、日本政府はまったく動く気配すら見えてこない。諸外国の状況を見て知っているはずなのに、政府や自治体などは自身の利権のために知らぬ存ぜぬという姿勢である。私たちは正しい大麻の知識と、大きく変化してきた世界の大麻を取り巻く状況を知り、これまでの大麻に対する認識を改めて有効利用すべきだ。しかし、大麻の本来の価値を人々に再確認してもらうためには、現実的に大きな壁が立ちはだかっているのである。それは公権力の暴走と御用メディアの情報操作なのである。

第2章

日本では昔から「ダメ。ゼッタイ。」その原因は政府の誤解とメディアの偏見にある

日本での大麻取り締まりの異常さ

大麻の正しい知識を広めていくうえで大きな障壁となるのが、現在の大麻取締法に基づく司法制度とその行使の仕方、そしてメディアによる報道のあり方である。

大麻取締法の対象となるのは、所持、栽培、譲渡・譲受、輸入・輸出、使用（所持が前提）などの行為だ。しかしこの法律に基づく逮捕にはいくつもの問題点がある。その最大のポイントは、大麻も覚せい剤やコカインなどの違法薬物と一緒で、とりあえず捕まえたのち、マスコミがたきつけて世間がたたく風潮を作り、社会から追放するようなことを続けている現状だ。

日本では大麻で逮捕されると身柄が拘束され、容疑者として48時間以内に検察庁に送検される。容疑者の送致を受けた検察官は、24時間以内に容疑者の勾留を請求するか判断する。勾留請求が裁判所から認められると最大10日間拘束されて、さらに勾留延長されることもある。つまり逮捕後は最長で23日間、留置場や拘置所に勾留されるのだ。勾留期間は薬物の種類、逃亡や証拠隠滅の可能性などによってケースバイケースだが、2020年では逮捕された4507人のうち約94%が勾留され、そのうちの72%が勾留延長されたというデータがある。

そして検察が起訴すれば約1カ月で裁判となり、審理期間を経て判決が下される。

仮に会社員が大麻所持で逮捕されて、長期間の勾留ののちに勾留延長を受けたとする。いくら不起訴になったとしても、長期間の欠勤や世間体の悪さから退職せざるを得ない状況に追い込まれるのは明白だ。もしくは解雇になっても不思議ではない。

ちなみに警察官が大麻所持で逮捕されても名前や映像などは出ないが、一般人が逮捕された場合は氏名が基本的に公表されてしまう。芸能人など著名人はマスコミによってセンセーショナルに報道されて、あたかも見せしめのような様相を呈する。これで有罪になれば、当人のその後の人生が破壊されかねない。

最近でも大学生が大麻所持で捕まり、本名と顔が分かる映像が報道されて退学処分となった。これでは、この大学生は一生差別や偏見に悩まされることになる。挙げ句の果てに連帯責任を取らせ、所属していた運動部を廃部にする処置まで行った。犯罪者だから当然だという考えはあまりに日本的であり、世界の考えと逆行している。

「ダメ。ゼッタイ。」強引な大麻イメージの刷り込み

「ダメ。ゼッタイ。」というこの言葉を知っているという人はかなりの数になると思う。厚生労働省と連携して薬物の乱用防止啓蒙《けいもう》活動をしている公益財団法人 麻薬・覚せい剤乱用防止センターという組織がある。ここが「ダメ。ゼッタイ。」と、大麻を問答無用に禁止している団体だ。

同センターは国連協力団体であり、国連支援募金運動をしているが、協力団体に日本医師会、日本一般用医薬品連合会、日本医薬品卸売業連合会、日本医療機器産業連合会、日本製薬団体連合会がいる。これらの団体が協力している事実から、何らかの利権や癒着を疑う声が上がってもおかしくないのではないか。

しかし大前提として、国連人権理事会では薬物使用に刑罰を科さないように勧告し

ている。乱用防止センターはこの勧告を無視するどころか、「ダメ。ゼッタイ。」と真逆ともいえるキャンペーンを展開している。しかもこれに国連の名前をちらつかせているのだ。この明らかな矛盾を無視しているのは、倫理性のかけらもない詐欺集団と同じと言ってもよい。ちなみに同センターのホームページには、今年（2024年）の『「ダメ。ゼッタイ。」普及運動（令和6年6月20日〜7月19日）〜2024年度普及運動の実施について〜』という文書が報道関係者に向けて掲載されている。

「（略）日本における薬物情勢は、大麻の検挙者数が急激に増加しており、令和5年の大麻事犯検挙者数も過去最多を更新するとともに、統計を開始して以降初めて覚せい剤事犯検挙者数を越えるなど、非常に高い水準を維持しています。特に、若年層の大麻乱用が顕著で、30歳未満が大麻検挙者の7割以上を占めています。よって、増加の一途をたどる若年者の大麻の乱用防止に重点を置きつつ、身近な人も含め、薬物乱用が疑われる時は、一人で悩まずに近隣の相談窓口で相談するよう促し、適切な治療・支援につながるよう啓発していきます。厚生労働省、都道府県、（公財）麻薬・覚せい剤乱用防止センターでは、警察庁をはじめとする関係機関や日本民営鉄道協会などの民間団体に協力を呼びかけ、官民一体となった薬物乱用防止普及運動を積極的に展開していきます。」

彼らが大麻のＴＨＣやＣＢＤ、合成カンナビノイドの違いを理解しているとはとうてい思えない。同センターホームページの「薬物乱用防止のための情報と基礎知識」には大麻について画像と以下のキャプションが掲載されている。

「大麻は大麻草という植物由来の薬物で、この葉や花穂などを加工し吸引するものです。テトラヒドロカンナビノールという成分が幻覚作用や多幸感をもたらします。世界で最も多く乱用されている薬物で、日本でも乱用の拡大が危惧されています。」

これを読むとＴＨＣの存在は分かっているようだが、この書き方ではＴＨＣ＝オール大麻という印象操作とも感じてしまう。

大麻取締法の制定は1948年の戦後間もない時期だ。大麻とその製品の栽培、所持譲渡を取り締まることを目的としたこの法律は、戦後日本の統治を行っていたGHQの意向を受けて制定されたものといわれている。それまでの日本で薬害があったなどということはない。戦後80年近く改正の具体的な動きはなかった。

これには日本人のマインドが関係していると思っている。法律にないマナーすらしっかり守る国民性が日本人の多くに今も備わっている。他人に迷惑をかけるなという意識など、法律以上に自分たち自身が厳しく対応することも多い。それゆえに、薬物に関しては「ダメ。ゼッタイ。」のキャンペーンが効きすぎてしまった。この状況にはおそらく政府も困っているのではないかと思う。

今後、日本が医療用大麻を導入しようとする一方で、「ダメ。ゼッタイ。」を言いすぎているので、自分たちの主張を否定しかねなくなるのだ。保身に一生懸命の役人たちには頭が痛いところに違いない。しかし、こうした一般の意識を変革して、日本は大麻の合法化へと急ハンドルを切ってもらいたいところである。

マスメディアの大麻への姿勢

我々が大麻合法化の活動を始めてから今日まで、マスメディアの姿勢は全然変わっておらず絶望感しかない。「ダメ。ゼッタイ。」は最たるものだろう。先日も、今まで広告を出稿したり、紹介をしてもらっていたテレビや新聞に、CBD規制のことについて取り上げるよう依頼したりもしている。マスメディアには客観的な報道を求めたいし、おかしな動きをしていないか我々も注視する必要があると思っている。

腫れ物には極力触りたくないという風潮が日本は本当に強い。国会議員が大麻のことを語ると落選すると思い込み、それを恐れて一切触れようとしない。今まで悪だと言われ続けた大麻への見解を、今さら切り替えようものなら苦情が来そうだから怖くて触れないのかと思う。

そしてマスメディア側はスポンサーである製薬会社や、厚生労働省から押さえ込まれているのかもしれない。私の拠点は名古屋で、中日新聞やテレビ局にダメ元で電話をすることがあるが、いくら大麻の世界情勢を含めた現状を訴えてもなんの効果もない。私は広告出稿しているスポンサーの立場でもあるのだが、彼らは聞く耳すらもっていない。おそらく上層部からの力が働いているのだと思う。地元の情報番組では、「皆さまからの情報をお待ちしています」などと言いながら、変わることなくこのありさまなのだ。

戦後日本に影響を与えたアメリカの取り締まり

私は大麻取締法は太平洋戦争後にアメリカから押し付けられた法律だと考えているが、そもそもアメリカでも大麻の有害性は立証されていない。

1930年にアメリカ連邦麻薬局初代長官に任命されたハリー・アンスリンガーは5代大統領のもと32年間にわたって連邦麻薬局に君臨した。彼が1937年に「麻薬は危険だ」と言い出して様相は一変した。戦後は日本がその影響を直接受けたばかりに、こんにちのようなきちんとした情報が国民に伝わらない状況を生み出したと私は考えている。

アンスリンガーは1937年に「薬物戦争」をはじめ、薬物を違法化して徹底的に取り締まった。大麻の流通や取引に税金を課すことを目的とした法律として大麻課税法を制定したのだ。課される税金を払わない者には、脱税として5年以下の懲役もしくは2000ドル以下の罰金と定められた。

しかし、実際にはアンスリンガーの主張には何ら科学的根拠はなかった。にもかかわらず「マリファナを吸うと気が狂って殺人を犯す」などとヒステリックにアメリカ国民をあおり立てたのだった。当然、こうした経緯を経ても大麻の有害性は科学的に認められなかった。そこで「マリファナ税法」という重税を課すことで実質的に弾圧したのだ。アンスリンガーはさらに薬物依存治療をする医師を逮捕し、自分と異なる意見を言う部下を次々と解雇した。

こうした徹底的な取り締まりを行ったアメリカだが、1996年にカリフォルニア州とコロラド州で大麻合法化が決定され、2023年7月現在で全米50州のうち医療大麻合法州は42州、嗜好大麻は25州で合法化されている。そのほとんどが住民投票による決定だ。今やアメリカ人の約80％が大麻合法化に賛成しているという。

日本の大麻取締法について

２０２３年12月に改正法が参議院を通過し、可決・成立した日本の大麻取締法とはどのような成り立ちだったのか。現在の大麻取締法は太平洋戦争敗戦時にアメリカから押し付けられた法律で立法目的がない。１９４７年に制定された大麻取締規則では、吸引目的ではなく、布の原料や食用、縄として使用される繊維および種子の採取を目的とする場合に限って許可制とした。そして、大麻草の栽培を認め大麻の輸入・輸出・所持・販売などを規制継続した。その条文は以下のとおりである。

第1章　総則

第1条　この法律で「大麻」とは、大麻草（カンナビス・サティバ・エル）及びその製品をいう。ただし、大麻草の成熟した茎及びその製品（樹脂を除く。）並びに大麻草の種子及びその製品を除く。

第2条　この法律で「大麻取扱者」とは、大麻栽培者及び大麻研究者をいう。

2　この法律で「大麻栽培者」とは、都道府県知事の免許を受けて、繊維若しくは種子を採取する目的で、大麻草を栽培する者をいう。

3　この法律で「大麻研究者」とは、都道府県知事の免許を受けて、大麻を研究する目的で大麻草を栽培し、又は大麻を使用する者をいう。

第3条　大麻取扱者でなければ大麻を所持し、栽培し、譲り受け、譲り渡し、又は研究のため使用してはならない。

2　この法律の規定により大麻を所持することができる者は、大麻をその所持する目的以外の目的に使用してはならない。

第4条　何人も次に掲げる行為をしてはならない。
1　大麻を輸入し、又は輸出すること（大麻研究者が、厚生労働大臣の許可を受けて、大麻を輸入し、又は輸出する場合を除く。）。
2　大麻から製造された医薬品を施用し、又は施用のため交付すること。
3　大麻から製造された医薬品の施用を受けること。
4　医事若しくは薬事又は自然科学に関する記事を掲載する医薬関係者等（医薬関係者又は自然科学に関する研究に従事する者をいう。以下この号において同じ。）向けの新聞又は雑誌により行う場合その他主として医薬関係者等を対象として行う場合のほか、大麻に関する広告を行うこと。

これを見ると第3条で、免許を受けた大麻取扱者以外は、大麻を所持し、栽培し、譲り受け、譲り渡しが禁じられている。当初、日本の官僚たちはGHQから、「大麻は麻薬だから栽培を禁じろ」と言われてもなんのことだか分からなかった。日本古来の大麻（ヘンプ）には幻覚作用があるＴＨＣがほとんど含まれていなかったからだ。神事にも用いられ、重要な農産物だったので免許制にして、どうにか栽培できるようにした。免許を受けるにはいくつかの条件をクリアする必要があるが、もととなる条文が以下である。

第5条　大麻取扱者になろうとする者は、厚生労働省令の定めるところにより、都道府県知事の免許を受けなければならない。

時間の経過とともに官僚たちは繊維用大麻まで弾圧するようになってしまった。その結果、戦前は3万軒以上あった農家が今は25軒にまで激減した（２０２２年時点。厚生労働省ホームページ）。それも1年で免許更新が義務付けられて今も大麻を栽培している農家は生かさず殺さずといった印象を受ける。自ずと管轄官庁などの目を気にしながら栽培せざるを得ない。

２０２３年12月に医療目的の大麻使用を認めながら、嗜好用大麻に対しては使用罪を新たに加えた改正法が成立した。施行は２０２４年12月12日である。使用を禁止することを盛り込んで、覚せい剤などハードドラッグを取り締まる「麻薬及び向精神薬取締法」で規制している麻薬に位置づけることが目的ではないかと思う。これに伴って大麻取締法は、「大麻草の栽培の規制に関する法律」に改題されることとなる。これが、その先どうなるかは大いに注視したいところだ。

ヨーロッパをはじめとした大麻合法化の現状

ヨーロッパの流れとしては欧州人権委員会が２０１５年に、「薬物に刑事罰を科してはならない」という方針を打ち出した。これを受けてオランダ、スイス、ポルトガル、ベルギーが非犯罪に踏み切った。

さらに２０１９年にＷＨＯが大麻に関する勧告を発表した。この勧告のなかで０・２％以下の依存物質とされるＴＨＣを含むＣＢＤは国際的な規制を受けるべきではないと示唆した。WHOのこの勧告を受けて2020年12月に国連麻薬委員会（CND）が医療や研究目的の大麻を最も危険な薬物指定から削除する勧告を承認することを決定した。それまでは医療価値なしとされていた状況から転換したのだ。

こうした動きのなかで最も注目すべきは、医学的観点からの実態調査を基にした合理的判断を尊重している点といえる。私は大麻合法化、非犯罪化に向かう大きな要素として人道的な立場での話、そして人権的な観点があると考えている。人道的な話というのは、例えば病気の人が大麻で助かるならば使わせてあげようということだ。

人権的な観点とは使用することで他人に迷惑をかけているわけでないから問題ないのではないかという考え方だ。今は人道と人権の2つが両輪となって進み始めたところだと思っている。この流れが進んで、現実的に問題はないのだという認識が広がって大麻合法化の道へと進んでいくと期待している。ここまでは主に欧米での進展だが、アフリカや南米、インドなどでは自然崇拝が前提としてあり、大麻成分による意識変容（例えばハイな状態になる）は宗教儀式と密接な関係があるため、悪いことをしている感情もなく自然なことだという認識だ。こうなると規制に関して人道問題、人権問題に加えて宗教問題も加味されることとなる。

2022年にはカナダから仰天するようなニュースが伝わってきた。カナダの名門「ブリティッシュコロンビア大学」の大学敷地内の薬局において世界で初めて嗜好用大麻を販売する薬局がオープンしたのだ。この実現にあたって薬局側は生徒や親たちから5万6000人の支持を取り付けたという。

これがなぜ実現したのかというと、正規で購入できる場所までは2・5㎞の距離があり、もっと近くにある違法薬物の店での購入を防ぐ目的があったのだという。今後の進展を見守る取り組みなので軽々しくは言えないが、この試みがうまくいったら嗜好用大麻の解禁への大きなプラスとなると思っている。

こんな一見大胆な決定がされたというのは、嗜好用大麻にリラックス効果や不安感を和らげるといった効果が認められて実現したとしか考えられない。数多くの人々に支持されたのが如実にそれを示していると思う。

依存性と危険度

２０２０年12月にある国会議員を通じて厚生労働省監視指導・麻薬対策課の課長補佐と面会したことがあった。彼は大麻の安全性についていくら私が裏付けを持って話してもまったく会話が成立しない。その場で「大麻には精神性依存がある」と言われたのははっきり覚えている。こんなバカげた話はない。その理屈がすべてに通るならスマホやゲーム、ギャンブル、推し活、マンガもすべて取り締まらないとおかしいはずだ。このような勉強不足の役人が取り決めを作っているとすれば、私たちは国の決定や法律の行使などはすべて疑ってかかることしかできない。

その一方で、国会議員のなかにも大麻合法化に賛成する議員もいる。れいわ新選組代表の山本太郎氏が２０２３年12月２日に岐阜市民会館で行った「山本太郎とおしゃべり会in岐阜県・岐阜市」に私も参加した。れいわ新選組は大麻使用罪に反対の意思表示をしている。

山本氏はスピーチのなかで、大麻が麻薬と同じ扱いを日本で受けている現状を説明しつつ、有害性に関してイギリスでの研究を基に説明してくれた。最大値を100としたときにいちばん有害なのはアルコールで72だという。アルコールは日本のどこでも好きなだけ買え、テレビCMも毎日流され、販促活動も活発に行われている。

ヘロインは55、クラックコカインが54、メタンフェタミンが33、コカインが27、たばこが26、それに比べて大麻は20という結果だ。最も有害とされるアルコールが野放しになっている一方で、最も害の低い大麻が取り締まられるというのが現実だ。日本には昔から、酒の席では大概のことは許されるという風潮が根強く残っている。その一方で、大麻所持で捕まったら人生終わりという日本は世界と比べて遅れていると指摘していた。

これには私もまったく同じ意見を抱いている。こうした考えを持つ人々の輪を広げることで、矛盾だらけの法律を改正して大麻の合法化に取り組んでいかなければならないと気持ちを新たにしたものである。

省庁に操られるメディア

日本も諸外国も大麻に関してさまざまな動きが近年あるにもかかわらず、マスメディアを通じて、そのようなニュース・報道を見聞きしたことがある人はほとんどいないと思う。

私は2024年7月までオンエアしていた『ちょっと真面目な麻のTV』で、ある新聞社系週刊誌記者と厚生労働省に大麻への取り組みを聞き込むべく突撃取材を行った。しかし、情報はすべて記者クラブを通じて発信しているので、記者クラブに出入りできるところから情報を取るようにという、取り付く島もない対応だった。

それでも諦めずに何度も厚生労働省に電話などで連絡していくことにした。厚生労働省側も邪険な対応を続けていることを放送、報道されるとさすがにまずいと思ったのか、ある時期から多少態度が軟化していったという経験をした。

私はそのときに、省庁と記者クラブとの関係に気づいた。省庁側の人間の発言か

有害性全般を示す総スコア

この図は、アルコール、たばこ、ヘロイン、大麻など20種の薬物乱用がもたらす有害な作用を、使用者自身と使用者以外に及ぼす害16項目の判定基準で総合的に評価している。16項目は以下のとおり。

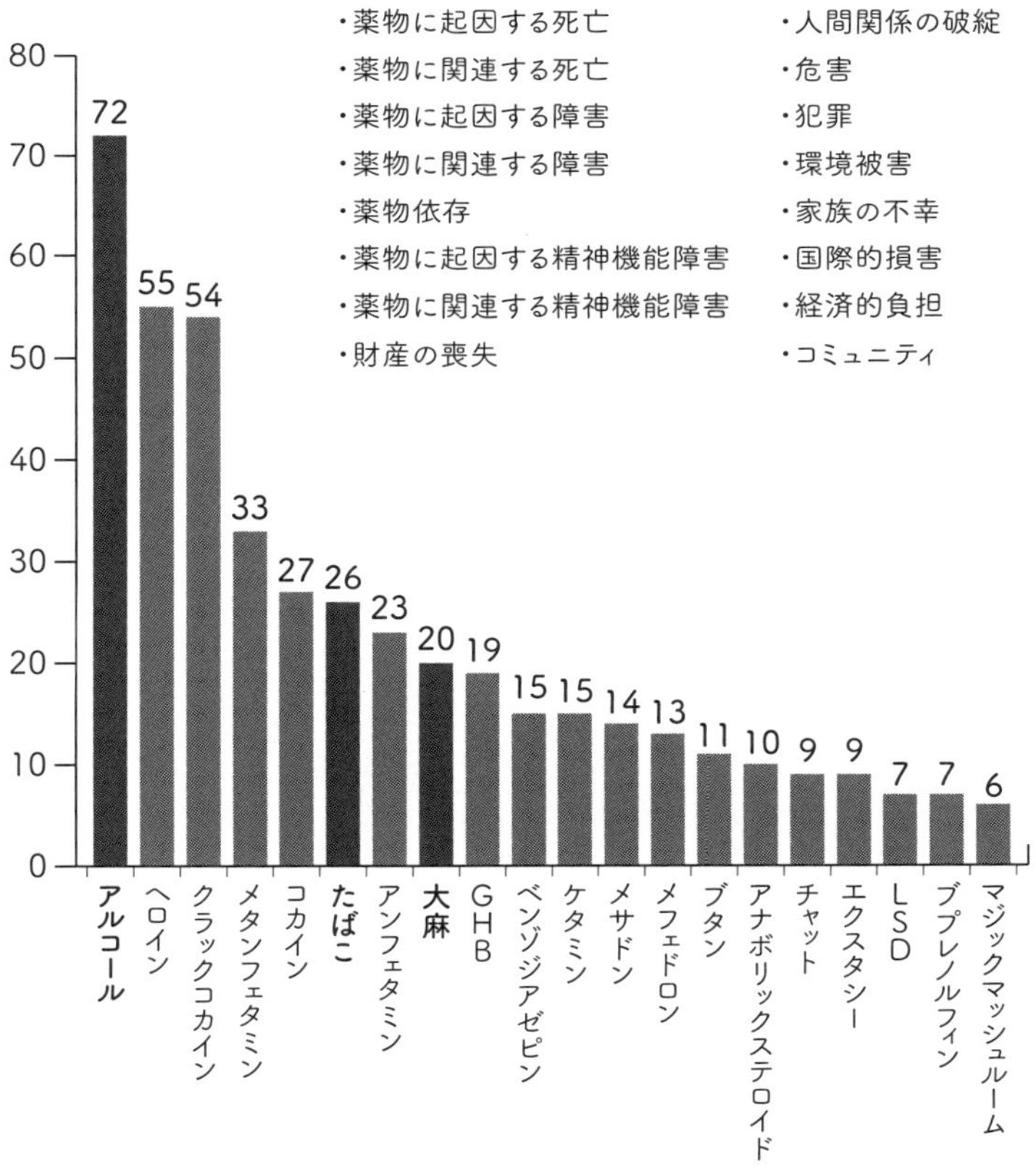

Lancet誌2010年11月6日号（オンライン版2010年11月1日号）をもとに著者作成

ら、記者クラブの記者たちに「見出しはこういう見出しにしろ」とか、「こういう印象になる報道を書け」といった圧力（出入りしている記者には日常のことかもしれないが）をかけていることが察せられたのだ。

そして記者クラブからは、省庁側の意に沿ったかなり一方的な情報が下りてくる図式を目の当たりにした。メディアとしては記者クラブに出入りできるのがステイタスであり、その権威性がニュースの信憑《しんぴょう》性につながるので大事にする傾向があるのだと思う。このような関係性のなかで記者クラブは省庁によってコントロールされているのではないかと思う。

記者によってはそうした情報操作を真に受ける人もいれば、強気で行く人もいる。しかし、省庁側は一方的な上から目線の対応という印象しかない。誤解を恐れずいうと、「こっちは善意で記者クラブに出入りさせてやっているんだ」といった風情だ。

自分たちの省庁を守るために譲れない、外部からの質問や取材も受け入れられないのも、ひたすらここに原因があると思う。

医療用大麻
助かる命も見捨てられる可能性（山本正光さんの判例）

大麻取締法改正の大きなポイントの一つは医療用大麻の解禁だ。医療用大麻に関しては触れずにはいられない裁判が2016年にあった。山本正光さんが末期がんの治療のために大麻を使用したことを罪に問われた判例である。

このことをきっかけとして、日本中で医療用大麻の議論が盛んになるといった大きなムーブメントまでには至らなかったのは残念だった。しかし、公判から8年を経た今、医療用大麻の大きな転換点を迎えつつある。この顚末《てんまつ》を見てきた私の正直な感想として、今度こそ、一人でも多くの日本人がこの問題に気がついて、自分なりの意見を持てるようになることを望んでいる。この案件の概要は以下のとおりだ。

被告・山本正光の罪状は大麻取締法違反「大麻の所持」である。2016年3月10日に裁判が始まり、7月12日の第5回公判を最後に山本氏の死去により裁判は終了した。
3人の弁護士とNPO法人医療大麻を考える会の福田一典医師、前田耕一氏らがオブザーバーとして支援した。

【被告の主張】

C型肝硬変、肝細胞の末期がんで現代医療では治療法がない。大麻に効果があると知り栽培して使用した。がんは小さくなり苦痛も減り食欲も出た。逮捕されて使用できなくなり症状は悪化した。自分の命を救うために大麻を所持して罪になるのが理解できない。

大麻以外に治療法があるなら教えてほしい。もしもそれがあるなら僕はそれを使う。

弁護側も医療用の大麻所持・使用を禁ずることは憲法第13条（幸福追求権）、25条（生存権）に違反するため大麻取締法は無効である、被告人は末期がんを治療し苦痛を和らげるために大麻を所持しており、生命身体の危機を避けるためにやむを得ずした行為で無罪であると主張した。

法体系の仕組み

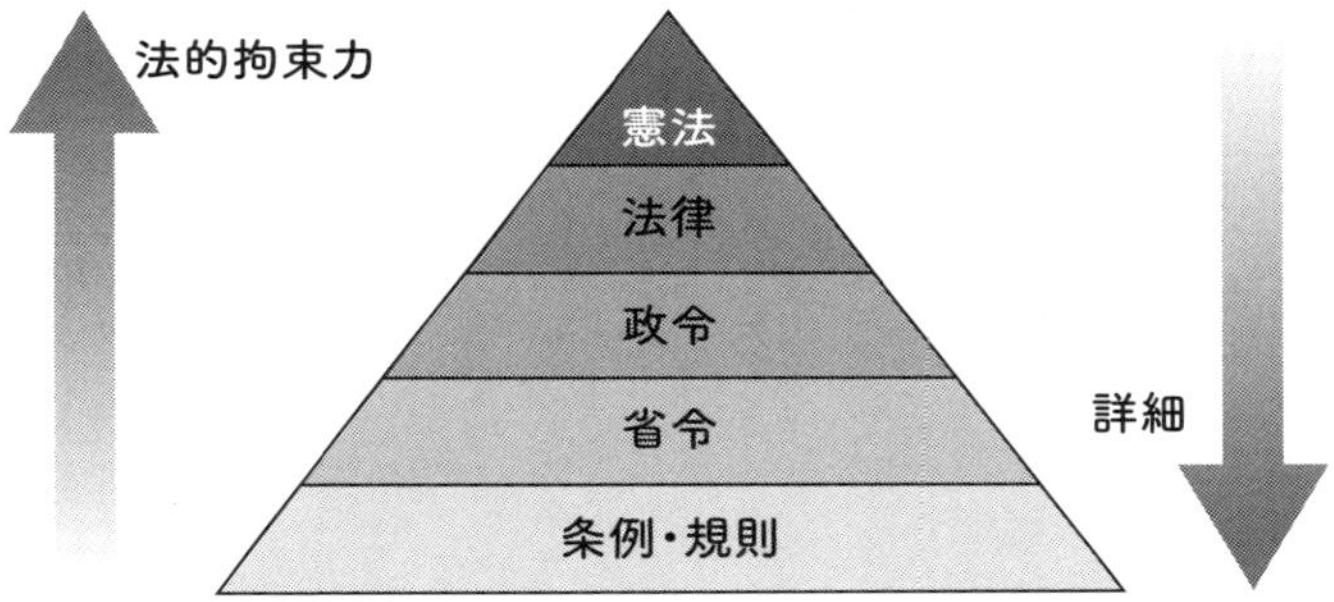

原則として上位の法に反する法は定められない

山本さんは2000年に肝臓がんが見つかり、2014年に余命6カ月の宣告を受けている。効果がなかった抗がん剤ではなく、自宅で大麻を栽培・使用し治療した結果、効果が表れていた。しかし、逮捕され医療目的の大麻も使用できなくなった。そして、第5回公判後の7月25日に肝臓がんでこの世を去ったのだ。

弁護側は憲法第13条、25条に違反するとしていた。

憲法は最高法規とされる。ほかの法律よりも優先され憲法に反する法は定めることができないのだ。憲法は国民の権利・自由を国家権力から守るためにある。国家、すなわち国会議員や公務員を管理する役割がある。そのため、憲法が簡単に変えられ国家権力が暴走しないよう、憲法を変えるには法律を変えるよりも厳しい手続きが必要とされる。

大麻取締法は国民の権利・自由を侵しているため憲法違反といえる。その法律を運用している政府や裁判所も憲法違反なのだ。大麻取締法は敗戦後にアメリカに押し付けられた法律であり、立法目的がない。つまり、大麻による健康被害が確認されていないのにもかかわらず制定されてしまった。これは根本的に間違っている法律だと私は思う。

山本さんのケースで考えれば、大麻使用は公共の福祉に反することではなく憲法第13条が保障する行為に該当する。そして、大麻で末期がんを治すのは生存権の行使であり、これは第25条に該当するものであり、どちらも禁じてはならないのである。

日本にはとりあえず現在ある法律をとにかく守れ、という人が数多くいる。公的団体のルールや店舗の決まり事であっても無批判に従わせたがる人がいる。そうした人々を私は「家畜思考者」と呼んでいる。物事を考えることを放棄し、無用な規制を喜んで受け入れている。

法は人間が生活するためにある。人の行動を制約するために存在するのではないのだ。実用にそぐわない法は廃止されたり、人々に無視されて自然と消えうせたりする。

例えば、道路交通法や軽犯罪法、賭博罪はどう考えたらいいのか？　道路につばを吐く、バットなど凶器になり得るものを車にしまっておく。たき火、割り込み、のぞき見、配達員にうその道を教えるなどは立派な軽犯罪法違反だ。パチンコ、競馬、競輪、競艇、宝くじ、オートレース、ロトなど行政自らが率先して賭博罪を犯しまくっている。

２０２０年には東京高等検察庁検事長の黒川弘務氏（当時）の賭けマージャン事件があった。黒川氏は２０２１年3月に東京簡裁から賭博罪で罰金20万円の略式命令を受けた。本人は「違法な行為であることは当時も分かっていたが、軽い気持ちで賭けマージャンをした」と供述していたという。同じ法律違反でも山本さんの一件と比べると何ともいえない気持ちになる。当事者たちはもちろんだが、法律、ルールと聞くと思考停止になる家畜思考の多くの日本人のせいで、法改正となると議論がまったく盛り上がらないという現実があるのだ。

大麻の有用性と、実は低い依存性

私は大麻に関してはポジティブにとらえており、それどころか健康にも良く、ほかのドラッグの依存症を治すことができると思っている。これは決して根拠のない話ではなく、れっきとした文献に基づく考えだ。

『麻薬と人間　100年の物語―薬物への認識を変える衝撃の真実』（ヨハン・ハリ著・福井昌子訳／作品社）という500ページを超える大著がある。麻薬戦争の100年にわたる歴史を追い、薬物取り締まり政策の影響を描いているものだ。特に、麻薬禁止政策がかえって薬物依存や犯罪を増加させ、ギャングや麻薬カルテルの台頭を招いたことを批判的に論じている。依存症や薬物の本質に関する科学的異論も紹介され、薬物使用者への偏見に挑戦する内容なのだ。この本を読むと薬物依存に刑罰を科すと100％悪影響をもたらすことがよく分かる。

日本で大麻が吸われるようになったのは、カウンターカルチャーがアメリカではやったあとの1970年代だといわれている。その頃、栃木県の大麻栽培農家で大麻草が盗まれたので、THCフリーの大麻を無毒大麻と名前をつけて栽培していた。無毒というのも微妙なフレーズだが、当時はそうした配慮が必要だったのだ。

今思えば、アメリカのようにもともと吸っている文化があったなら、日本でももっと受け入れられて合法化が楽だったのにとも感じる。大麻を吸ったことがある人が大勢いたら、体に悪くないことを体験的に知っているという声が多数上がったはずだ。今は大麻吸引の体験者も非常に少ないので、それも合法化の意義がなかなか理解されない理由の一つではないかと思う。

「ゲートウェイドラッグ理論」は、大麻使用が覚せい剤やコカインといったハードドラッグへの入り口となるという主張だ。しかし2000年頃から各国の研究により、ゲートウェイドラッグ理論が大麻にのみ適用されることに疑問の声が上がっている。

日本の国立精神・神経医療センターとGREEN ZONE JAPANの共同研究などによ

ると、大麻の依存性はアルコールやニコチンの依存率（15〜20％）に比べて8・3％と低く、カフェインと同程度という説もある。つまりこれはコーヒーや紅茶が覚せい剤使用につながるといったレベルの馬鹿げた理論といえる。

しかし「ダメ。ゼッタイ。」を今も推進する麻薬・覚せい剤乱用防止センターのホームページではゲートウェイドラッグに関して次の記述がある。

日本でもコカイン、ヘロイン、覚醒剤など他の更に強い副作用や依存性のある薬物の使用の入り口となる薬物をゲートウェイドラッグと呼びます。日本では過去、有機溶剤（シンナー）や危険ドラッグがゲートウェイドラッグとして危険視されていましたが、現在では大麻が代用されているようです。

またアルコールやタバコなど法的な規制物質であった場合でも、ゲートウェイドラッグとして機能する可能性もあるため注意が必要です。

（麻薬・覚せい剤乱用防止センターホームページ）

なぜ大麻がゲートウェイドラッグとなり得るのか具体的な根拠がこの記述にはない。大麻がゲートウェイドラッグとして成り立つとしたら、大麻が違法である日本で、違法な薬物を扱っている闇業者が大麻と同時に覚せい剤などを勧める場合に限定されるはずだ。現実を見れば、大麻合法化した国や地域で覚せい剤などハードドラッグの消費量は増えていないのだ。こんな破綻した理論を厚生労働省やマスメディアは今も支持している。

おそらく、厚生労働省を変えられるのは外圧だけだ。諸外国が出している発表とか、WHOなどの国際機関の見解に沿って、仕方なく依存性は低いと認めるし、今後は刑罰よりも治療を重視するハームリダクションもやることになっている。しかしやるといってもまだ形にすらなっていない。やる予定では確実にあるけれど、いつなのか、どの程度なのかを麻薬取締官に聞いてみても、「分からないから本省に聞いてくれ」となるのだ。これは法務省に聞いても厚生労働省に聞けと言われる。つまり、厚生労働省自体がどうすべきか決めかねている状況なのだ。

直接私が省庁などに問い合わせていくなかで非常に貴重な証言を引っ張れたのは、法務省が、刑罰を科すのには慎重になる、と言っていたことだ。大麻取締法が改正されたときに、附帯決議として「逮捕される心配もなく相談できる窓口を作る」と書いてあるのだ。

これを本当に実行すれば、みんな逮捕されずに済む。国会で審議されたことが大きかったようだ。『ちょっと真面目な麻のTV』に出演してもらった衆議院議員の福島伸享氏が、国会審議の際に支持してくれ、刑罰化したら駄目だと賛同してくれて、1カ月後に大麻取締法の改正にどうにかねじ込まれた重要な文言だ。野党のおかげでこうした我々の望むべき結果となり、厚生労働省は頭の痛いことだと思う。ここに至るまでに、それなりの議論はされた。その結果、少なくとも合法化には反対だが、刑罰化するのはおかしいと思うまともな人が出てきてくれたのだ。

今後の日本に期待したい
ハームリダクションへの本気の取り組み

依存症に関しては刑罰を与えると逆に依存が悪化するというデータがある。そこでハームリダクションが注目されている。刑罰を科しても依存症が悪化するだけなので、病気として治療しようという考え方だ。

この政策は欧米では主流となっているメソッド、政策だ。直訳すればハーム（害）、リダクション（減少）、つまり薬物依存の害を減少させるということになる。薬物依存などの健康被害や、危険をもたらす行動習慣を止められずに摂取を続けたとしても、健康被害や危険をできる限り少なくすることを目的としている。

これは日本において薬物使用を促進するものではもちろんない。今までどおり取り締まっていても治らない人の救済方法ということだ。例えば、覚せい剤で刑務所に入った人の約半数が再犯してしまう。諸外国だと薬物によって多くの人が亡くなっており、死者を減らすという発想でハームリダクションは取り組まれている。

日本人が聞くと驚くような話だが、薬物使用に際して正規に注射針が入手できないから、使用済みでも使うしかない。そして回し打ちをしたことが原因で、感染症などによって若い人がどんどん亡くなっていく。それを防ぐために、医療機関で医師が相手の人格を尊重して依存症を一緒に治していこうとするスタンスであり、来たら警察に通報してやれといったスタンスではない。命を救うための治療がハームリダクションなのだ。

刑罰主義を否定すべき根拠のもう一つが人権問題だ。2010年、国連人権理事会および第65会期国連総会に提出された「達成可能な最高水準の身体的及び精神的健康を享受するすべての者の権利」に関する報告書では、薬物の所持および使用を非犯罪化するか、または刑罰を軽くするように勧告している。しかし日本の裁判ではこの勧告を無視して相当な厳罰に処する姿勢を感じる。

アルコールの依存性がいちばん高いのであれば、ビールはOKなのに大麻はなぜ駄目なのか。もっと広くいえば覚せい剤やコカインなどのハードドラッグなどを含めて、何が駄目なのかということが研究で分かっている。アルコールは今さら取り締まるわけにはいかないのでどうしても違法薬物とされている大麻に目が行くことになる。

マスメディアをはじめとして全員で袋だたきしたあとにどうなるか

大麻だけでなく覚せい剤や薬物に関して日本では、捕まえて、みんなでたたいて社会から追放するといったことが繰り返されている。しかし薬物使用者に対して刑罰を科すのは間違いだ。大麻使用者を処罰するのではなく治療する政策を実行しているポルトガル、スイス、オランダ、カナダなどの国では、実際の効果が認められている。こうした結果を見ると日本のやり方は科学的にも人道的にも間違っていると言わざるを得ない。こうした情報を厚生労働省は知らないはずがないと思うが一顧だにされない。

厚生労働省は依存症対策をやってはいるし、法務省にも薬物依存から救済するような部署があるが規模も小さく、機能しているようにも見えず、その立場は極めて弱いものだ。また厚生労働省の薬物依存症対策の提携先で日本ダルクや全国薬物依存症者家族連合会があるのだが、私からすればここも役に立っているとは思えない。

ダルクは薬物依存症を助けるシェルターといった感じで、所長や職員もダルク出身者が多い。みんな日々のことに手いっぱいの弱い立場の人で、政策を変えることにまで手がまわらない。そのため私がハームリダクションを実現しましょうと言っても、「自分たちはそんなことするところではないんです」と言われてしまう。

それらのダルクや薬物依存症者家族連合会は、厚生労働省や法務省のサイトから紹介されている立派な提携先なのだが、そこがきちんと機能していないのは痛い。

薬物依存症者家族連合会の場合、表向きはハームリダクションに賛成している。しかし実際にはそのような内容の声明をほかの団体が出したときに相乗りする程度で、積極性は感じられない。その点を直接先方の会員に聞いてみたところ、そういう状態に納得しているようには見えなかった。というのも、彼らは身内を警察に通報しているかもしれない。身内を密告してやめさせて、その人は刑務所に行っていたりする、ハームリダクションは受け入れ難い事実なのだ。

口では大義を言いながら、「刑務所に入れられたから子どもたちや私の家族は薬物から脱出できたのだ」という。

事実に向き合えない、科学的な発想ができないから日本は不幸に不幸が重なって大麻は害悪だという信仰が根強く定着している。

データを取ろうとしない政府、取り締まりに熱心な警察

私が大麻合法化の活動をしていて思うのは、政府も省庁も警察も、まず結論ありきで動いているということだ。もともと事実を受け入れようという発想は厚生労働省や法務省にもなくて結論が決まっているということだと思う。

各省庁ともそれぞれの利権のために働いている。厚生労働省の場合でも、規制や取り締まりの結果、摘発件数が減って予算が余れば次年度の予算が削減されるため、薬

物関連は厳しくしていかないと自分たちの立場が弱くなるという発想なのだ。

検察や警察、麻薬取締官などは日本の治安は非常に良いと言っている。しかし、治安が良いことを認めたら、予算も人員も減らされてしまう。そこで、体感治安などと初めて聞くような言葉を使って、治安が悪いと主張する。刑法犯罪は2002年の285万4000件をピークに2021年の56万8000件まで19年連続で減少している。警察は暇だからか、自転車の取り締まりに熱心だ。国民にとってもっと利益になる大切なことがあっても、省庁の得にならないことは一切やらないという考えなのだ。

検察と裁判所の癒着がよくいわれているが、裁判所は検察が容疑者をいじめ抜いて調書を取ったほうが話は早い。このために癒着はやめられないという話を聞いたことがある。この関係をやめたら真面目にやらなくてはいけない。そうなれば時間もかかるし仕事も増えると裁判所は思っているに違いない。

今後の日本で大麻はどう扱われるのか

これからの日本の動きはどのようになるのか。産業用大麻に関して我々は栽培地を公開するなどの行動をしている。しかし、特に嗜好用大麻に関しては合法化へ進む気配がまったく感じられない。大麻依存度の高い人々へのハームリダクションは進める方向は決まったが進行が相当に遅くなるのではと懸念している。大麻の状況が国内で変わるとすれば、外圧と蔓延《まんえん》の2点だと思う。外からかけられるプレッシャーと国内のユーザーが増えることが事態を動かすと思う。

覚せい剤で逮捕される人は減っているのに、大麻所持で逮捕される人数は確かに増えている。やはり大麻が有用だから使用する人が増えているのだと思う。

厚生労働省の有識者会議である大麻規制検討小委員会に呼ばれている小林桜児医師（神奈川県立精神医療センター副所長）が国会で証言をしてくれた。小林医師のもとを訪れる大麻依存症の人たちは、大麻を使用することによって何も困っていないし、むしろ仕事のストレスも発散できて丸く収まっていますと言っているのだ。ただ、20年ぐらい長年にわたって使用すると障害が出ると付け加えていた。使用者は当事者として何も困っていない。むしろ助けられていますと言っていたと聞いた。小林医師はもともと大麻使用罪反対の立場にあったが、規制委員会に呼ばれたら態度が一変していた。

有識者会議は結論が決まっていて、それに応えてくれる人を呼ぶ。大麻規制検討小委員会も同じ組織の人が2人いるのと、座長と座長の部下が2人いて同じ界隈《かいわい》の人々ばかりだ。時代に逆行する大麻使用罪を支持するような恥ずかしい会議にみんな出たくなかったのだと思う。

カンナビノイド学会も変節している。この学会は最初のころは強硬に反対していたにもかかわらず、あとからそれを撤回して声明すら出さなくなった。これは製薬業界に抱き込まれたのだと思われる。

業者のなかには使用罪に反対していないところもある。学会の中にはゲートウェイドラッグ理論を持ち出す人々が今もいる。「私、裏切りました」と言っているようなものだ。

アルコールでハームリダクション？

大麻解放運動を行っていて、全国で講演会やイベントを開催している作家で舞台制作者の長吉秀夫氏は大麻に関する活動の世界では有名な人だ。あらゆるドラッグをご自身で試した人だが大麻に関する著書も多数ある。いろんな場所へ行って吸いまくった体験を記した本や、『ドラッグの品格』（ビジネス社）は図書館へ寄贈しようとしたら断られた、などのエピソードに事欠かない。

長吉氏がドラッグをやめようとしたときに、日本でひたすらアルコールを飲んでごまかしたという。本来ならば大麻で治したかったが、日本では大麻は違法だからアルコールで覚せい剤依存から脱したという。これこそアルコールの依存性が覚せい剤よりも強かったから、とも考えられる。

私の会社のホームページにはイギリスのデビッド・ナット氏の論文のリンクを貼っている。薬物、たばこ、アルコールなどの危険度のランキングが載っているのだが、点数の付け方は他人に迷惑をかけるか否かだ。自害性と他害性という観点だとアルコールは圧倒的に他人に迷惑をかけている。次いでクラックコカインやヘロインとなる。大麻は8位でたばこやカフェインと同レベルなのだ。酒に酔って他人に危害を加えるという話はアルコールに関しては枚挙にいとまがない。しかし大麻でそうした話は、少なくとも私や周辺の人々は聞いたことがない。

インバウンドの外国人観光客で再び活況を呈する日本だが、例えば東京の渋谷などでは外国人観光客が路上で平気でアルコールを飲んでいる。先進国はアルコールが危険なドラッグだと分かっているので、公共の場ではアルコール摂取は禁止されているケースがほとんどだ。しかし日本は規制が緩く拘束力もないため、外国人たちは「アウトドアで普通にアルコールが飲めるんだぜ！」とSNSなどにアップしている。

愛知県が運営する人権啓発センターは、展示やイベントを行うほか、人権に関連する本やDVDを貸し出している。2024年秋にアルコール依存症を人権問題としてとらえるという展示会を開催した。

人権啓発センターには2年ほど前にハームリダクションについて話をしに出向いたら、「なんですか、それは」といったリアクションだった。おそらくアルコール依存に関した情報が浸透してきてアルコールには薬物と同等の依存性があると気づいたから開催するのではないかと思う。こうした依存を人権問題としてとらえるようになったことで、今後変わっていくと期待したい。しかし、依存症を治療するという考えより、すべて厳罰化するだけかもしれない。そうなれば薬物だけではなくアルコールも規制が入るかもしれない。

日本語で大麻関連の検索はしないでほしい

私が発信する内容には当然アンチも存在する。大麻の現状をぜひ検索して見てほしいのだが、そのときに必ず注意してもらいたいのは日本語だけで検索しないことだ。日本語で検索すると厚生労働省や関連する団体などのプロパガンダが上位のほぼすべてを独占するようになっている。相当なＳＥＯ（検索エンジン最適化）対策をしているとしか考えられない。お金や手間がかかったプロモーションだと思う。

英語で検索すると真逆のニュースやコンテンツが出てくる。このように情報収集一つ取っても偏った日本の現在が見えてくる。マスメディアが流すニュースも、諸外国の大麻合法化の動きや、ハームリダクションに取り組んで何らかの行動を起こす必要がある、などといったことはほぼ触れられないのだ。

だからこそ、ぜひとも英語検索を試してほしい。そうすれば日本の利権団体側の恣意的なやり方を実感できると思う。そこで「おかしい」と思うことから、日本人の意識改革に少しでもつながればと切望している。

第3章

日本が大麻先進国へ変わるために政府や厚生労働省は見識をアップデートしなくてはいけない

厚生労働省監視指導

厚生労働大臣が議長となり、各省庁が横断的に連携し、薬物撲滅を遂行するための活動が「薬物乱用防止五か年戦略」だ。１９９７年に薬物乱用防止の推進本部が閣議決定して以来、２０２３年に第六次薬物乱用防止五か年戦略が示されている。概略は次のようなものだ。

- 目標１　青少年を中心とした広報・啓発を通じた国民全体の規範意識の向上による薬物乱用未然防止
- 目標２　薬物乱用者に対する適切な治療と効果的な社会復帰支援による再乱用防止
- 目標３　国内外の薬物密売組織の壊滅、大麻をはじめとする薬物の乱用者に対する取締りの徹底及び多様化する乱用薬物等に対する迅速な対応による薬物の流通阻止

- 目標4　水際対策の徹底による薬物の密輸入阻止
- 目標5　国際社会の一員としての国際連携・協力を通じた薬物乱用防止

第六次ということだが、各項目に対して何をしていくのか厚生労働省などに問い合わせをしても有益な回答は返ってこない。もっともこれに関しては、大麻と覚せい剤などを一緒に扱っても構わない。彼らがハームリダクション方向に進むという内容は記されているからだ。

しかしながら現状を考えると、本気で取り組むのかは疑問である。法務省には保護局の更生保護振興課、厚生労働省には監視指導麻薬対策課がある。こうした依存症対策のための部署があるにはあるが、省内でもその立場は弱く、発言力もおそらくないと思われる。

そんな状況で五か年戦略を立てたものの、その歩みは極めて遅いと思っている。今回、改正大麻取締法で刑事罰を科すといった方針を打ち出したため、ようやくその部署も頑張って実績を残さなければならなくなるだろうと感じている。

しかしこうした部署や大麻取締法改正の動きがあるなかでも、依然として薬物関連での逮捕が減る気配はない。

大麻取締法改正の附帯決議とこの五か年戦略には矛盾している部分がかなりあると感じる。建前では検挙しないとか、長期勾留は行わないと言いつつ、大麻有害の啓蒙と取り締まりは相変わらずだ。法務省のコメントに関しては、第一次捜査機関と連携をして、薬物撲滅は必要だとしながら、大麻で簡単に逮捕することには慎重にならざるをえなくなる。附帯決議にはそこに価値があるように感じた。

THCの含有量の規制に関して、今打ち出されている数値は諸外国と比較して本当に厳しいものになっている。そうなると、具体的にはCBDやレアカンナビノイドが輸入できなくなる。レアカンナビノイドを数種含有したものがブロードスペクトラムで、これも日本国内に入ってくるのが厳しくなる。

このような理不尽ともいえる状況に対して、現在CBDによって健康を維持している使用者たちは本気で怒っている。患者と医師たち、医療業界も不満を表明しているうえ、海外のカンナビノイドに関する権威とされる研究者も「この数字はおかしい」

と監視指導・麻薬対策課の課長に直接抗議を行っていると聞く。

今回の規制による含有量は桁違いに低い数値であり、本来、原料から抽出される成分は、濃度を保つためにある程度の含有量が必要であり、むしろ数値が緩和されるべきだ。それに反して、商品販売を緩和して原料として使う成分の濃度を厳しくするという、極めて矛盾した状態となっている。

しかし、厚生労働省監視指導麻薬対策課は、一応この件に関して丁寧に説明をしていくという姿勢は示している。そのため、これまでは相手にしてもらえなかったが、現在は多少改善されて電話での問い合わせに対応する状況にもなっている。

私の問い合わせに対して、厚生労働省の監視指導麻薬対策課は、大麻グミのときのような規制はしないと回答していた。今回に関してはあくまで混入なので意図的ではないため、厳しくは取り締まらないということのようだ。ＣＢＤ事業者の反発もあり、緩和の方向に行くのではないかという見方もあるが、これについて私はいささか懐疑的である。

ＣＢＤ議連（正式名称：カンナビジオールの活用を考える議員連盟）にはなんの相

談もなく決めたようだが、一部のＣＢＤ事業者を取りまとめている団体とは相談していると厚生労働省は言っている。その「取りまとめている団体」に関して思い当たる団体はあるのだが、彼らがこの規制に賛同するとは到底思えない。その団体と代表者について、具体名を明かしてほしいと、電話で何度も回答を求めたが納得する返答はなかった。しかし、どういう団体の誰に相談しているのかは公にしなければ駄目だと思う。そうした秘密主義は、一部の業者との癒着を疑われるだけなのだから。

厚生労働省の担当者との電話では、先方はドイツやイタリアの規制数値を引き合いに出してきたものの、それが事実とは異なり、話の根拠もあいまいな部分が目立った。そもそもドイツは大麻を合法化している。イタリアでの新しい規制数値は、以前に比べて6倍ほど高くなっている。つまり合法化された今、日本と比較する対象ではないのだ。

厚生労働省は恣意的に情報を選択している。納税者に対して悪意しか感じない。国内外における最新の情報を常にチェックしている我々に対して、ドイツの例を軽々しく出すことに私はあきれている。

厚生労働省に直接電話で問い合わせした今後のＴＨＣ規制の経過

監視指導・麻薬対策課に対しては、私たちが制作したテレビ番組『ちょっと真面目な麻のＴＶ』の取材として、幾度か電話取材を行っている。ＴＨＣの濃度や、合同説明会の実施をする意思があるのか？　在庫を抱えたＣＢＤ業者が規制後に販売できなくなって商品を破棄するリスクをどう考えているのか？　といった項目について質問をしてきた（注：それ以前もさまざまな件で厚生労働省には連絡をしている）。

２０２４年5月30日、厚生労働省はＣＢＤ製品などに含まれる「ＴＨＣしきい値案」を発表した。現状、日本のＣＢＤ市場では、ＴＨＣ濃度０・０２％のものが一般的に流通している。しかし、今回提示されたＴＨＣ濃度の規制（しきい値）は、現在ＣＢＤ業界が目安とし製品として流通しているほとんどのものの残留ＴＨＣ数値の１／２００にあたる０・０００１％だというのだ！

これは改正大麻取締法に合わせての嫌がらせというか、弾圧である。製品はできるが、コストが上がることは間違いない。

この現状を踏まえたうえで、厚生労働省の担当者への電話取材を行った。

【1回目】

2024年10月1日から規制が変わるといわれ、現状の商品が販売できなくなるのではないか、といった情報が錯綜《さくそう》して、CBD販売業者が混乱している状態を伝えて説明を求めたところ、「THCの濃度を一定以下に抑えなければならない、CBDはもとより規制対象外」との返答だった。

続いて、THCの含有量が今の情報だと0・1%だが、10月1日以降で変更の可能性はあるかという質問には、「THCの濃度によって規制をかける」という返事で具体的なものは出てこなかった。今、販売されている商品が規制の対象になるという可能性があるかと聞くと、「一般的にはそうなる」との回答だった。

CBDオイル、CBD軟膏《なんこう》、ドリンクなど製品によって規制値が変わるのかという質問に対しては、「体内に残留する程度などあるのでそれぞれでお示しする」と返答があった。検査方法、現時点で数値をクリアしている商品を持つ業者の在庫対応（急に変更になって販売不可となり在庫を廃棄しないといけない可能性）なども、電話で対応してくれた担当者の話によれば検討段階ということだった。また、海外とも比較のうえ、国際的な観点から定めていく必要があるという問題意識があると話してくれた。

客観的な視点で我々はこの先を注視していくという旨は、厚生労働省の担当者に伝えた。

【2回目】

1回目の電話質問から5日後に2回目の電話質問を行った。

まずは業者が個々に商品のTHC濃度を調べる方法はどのようなものがあるのかを質問した。これについては「麻薬研究者の免許を持っていれば通常の期間でできるものと考えている」旨の回答を得た。

次に海外機関からTHC濃度が0・01％というのは低すぎだと指摘されていること

とをぶつけてみたところ、「必ずしも日本が低いというわけではない」との返事だった。生活をかけて取り組んでいる業者たちが、集団で連携して裁判を起こす準備をしていることを伝えると、「誰もが気軽にTHC濃度が高いCBDを摂取するのは問題になると認識している」との回答だった。今、販売している業者から基準値に満たない場合はすべて廃棄という一方的なことになるという声が上がっていると言うと、「基準値を守っていただいたうえで対応していただく」という杓子定規《しゃくし》で平行線のままの返答だった。

「長期的な観点からすると規制を遵守していない製品が販売されることはよろしくないということになり、ご協力をお願いしていくという形になろう」との言葉も出た。

また、要望として事業者向けに説明会の開催を求める声が大きく、説明会を開く意向があるかを聞いた。しかし結局、説明会の開催に関してはいつ、どこで、どんな規模でという明確な回答は得られなかった。

諸外国と比較して規制の数値が厳しいという話に関しては、先方は日本より低い数値の国としてドイツ、イタリアを挙げた。また、国内CBD業者については、「取りまとめる団体もあるものと認識しており、説明をしていくことはあろうかと思う」との返答だった。

【3回目】

今回は担当者に対して3点の質問をぶつけてみた。1つ目はイタリアのTHCの含有比率について、ドイツやイタリアでは日本よりも厳しいとの返答が厚生労働省からあった。しかし調べてみると現在は0・6%で、日本がこれから適用しようとしている0・0001%と比べると数字が全然違う。

これを問うと、「2018年におけるイタリアの数値を出した」という返答だった。これに関しては我々が出した数字は初耳という返答だったが、調べればすぐ出てくる数字である。ドイツも同様だと担当者は話していたが、ドイツはすでに合法化している。担当者からは、「日本人に安全な数字を出してみて、世界と比べて規制の枠組みが違う部分もあったりするので参考にしながらも、大きな差はない」という回答を得た。

毎年世界各国で大麻に関する規制や法律が変わっているのに、情報が古いと言わざるを得ない。

2つ目は前述したCBD事業者を取りまとめている団体に関してだ。団体名を言えない理由がどこにあるのか我々には分からないので、参考までに教えていただきたいとお願いした。

2024年5月30日から6月29日まで、大麻取締法改正にあたり厚生労働省監視指導・麻薬対策課がパブリックコメントの募集を実施した。パブリックコメントとは、意見公募のことだ。行政機関が政令、省令などを制定する際、事前に命令等の案を公示し、その案について広く一般から意見や情報を募集する仕組みである。パブリックコメント制度で意見を募集した場合、行政機関は結果を公示する義務が生じる。このような具体的な行動を取りまとめている団体がどこかを参考までに教えてほしいとお願いしたのだ。しかし、結局はCBD議連を通して接点をもったのかどうかも分からず、明確な回答は得られなかった。

3つ目は、厚生労働省が事業者向けの説明会をしかるべきタイミングで行う、ということに関してだ。これは、CBDに関わる業界にいると感じる切迫感や不安感を払拭するためにも早く実施したほうがいいという要望だったのだが、担当者からは「事業者のためではなく、まずは国民のためだ」という返答だった。これはそのとおりだと思っている。さらに「厚生労働省としては丁寧に周知をしていきたいと考えている。しかし特定の方と話をして、意見交換をするのはできにくい部分もある」とのことだった。あとは、個別案件に関しては回答が厳しいということで終了した。

以上が電話取材の顚末である。今後、厚生労働省には説明責任を果たすように、繰り返し丁寧に要求していくしかないと思っている。我々はテレビ放送で取り上げると担当者には話をしていて、それに同意していることはきちんと記しておきたい。

電話取材による質問の実現などを考えると、今がいちばん厚生労働省側と密に接触できていると思う。以前には、立憲民主党の国会議員の紹介で厚生労働省の人間と会ったことがある。厚生労働省の建物に入って当時の課長補佐と名刺交換してお互い挨拶したことがあったのだが、その後私が「産業用大麻の規制がおかしい」と彼にメールを打ってから無視されるようになってしまった。

今まで彼らは産業用大麻を圧縮するとＴＨＣ濃度が上がると主張していた。しかし、それを麻薬取締官が実験したところ、ＣＢＤ濃度も高くなって、ＴＨＣ成分の効果を消してしまったという論文について「このような論文を出しておいてなぜ規制するのか」としつこく痛いところをついたら無視されるようになったのである。

私が厚生労働省に対して従順な姿勢だったら、こちらが望む形でなくとも関係性が持てたかもしれない。厚生労働省は自分たちに従順な業者かそうでないかを選別している節がある。今回も電話した際に「優良事業者が」という表現を使っていた。つまり厚生労働省の規制を快く受け入れ、基準を従順に守ってくれるのが優良事業者だということだ。会話の端々にこのような本音が透けて見える。

次に厚生労働省と接触したのは「ダメ。ゼッタイ。」の麻薬・覚せい剤乱用防止センターだ。同センターがでたらめな冊子を出していたため、これに関して電話をしたり、書面を送ったりしたら、しばらくして冊子が廃止になったのだ。

その冊子には大麻精神病という表記があり、初めて聞く言葉に、そんなものがあるのかと驚いてしまった。そのときには「大麻精神病というものがあるのか」と何度も厚生労働省に問い合わせていた。

また、「ダメ。ゼッタイ。」と啓発文句が書かれた下敷きには、大麻はこんなに有害だといったことも記されており、これを子どもに配布した時期があった。しかしここにも得体のしれない大麻精神病という表記がされていた。以前は厚生労働省の資料にも大麻精神病という表記が見受けられたが、諸外国ではそんなことを言っていないからか最近は見なくなった。「ダメ。ゼッタイ。」の昔の冊子を見つけて、おかしな部分を指摘し続けたら厚生労働省の担当者は返答に窮していたが、結局その後廃刊となった。

WHOの動きも注視すべし

2019年1月にWHOは大麻に関する勧告を発表した。

大麻の医学的有用性について見直しするという趣旨だ。2020年12月、WHOの勧告を受けて国連麻薬委員会（CND）は、医療用や研究用大麻を「最も危険な薬物分類から削除する勧告」を承認することを決定した。国連という公式の場で、本質的な有害性が高くないことが認められ、薬効があることが確認されたというわけだ。同時に植物の薬効性に関する追加の科学的研究が促進される可能性があるとした。

しかし日本はこの決議には反対している。従来の立場どおりということだ、WHOの勧告については、さすがに大麻草を最も危険というグレードから落とさざるを得なくなったという流れを表している。とはいえ、WHOのなかにもいろんな立場の人間がいて、人権委員会では大麻の個人使用に関しては刑罰を科すべきではない、人権侵害だからやめなさいと言っている。ちなみにEUの人権委員会も同じようなことを言っているのだ。バイデン大統領が大麻の個人使用に刑事罰を科すのはやめようというのも、この流れといえる。

一方でアジアでは厳しい。中国はアヘン戦争があったため麻薬などの薬物に対して強い拒絶反応を持ち続けている。こうした地域はあるが、南米や北米、ヨーロッパ、アフリカなどでは、大麻草に関してはビジネスとして活用していく機運が高まっている。

医療用大麻、産業用大麻の国内の動き

2022年10月、厚生労働省の大麻規制検討小委員会は、これまで開催された小委員会のとりまとめ案を公表している。そのなかで、国内で禁止されている大麻草を原料とした医薬品について、有効性、安全性が確認され、薬機法（医薬品、医療機器等の品質、有効性及び安全性の確保等に関する法律）に基づき承認されたものについては、輸入・製造・使用を可能とするよう大麻取締法を改正する方向性が示された。加えて、大麻取締法の関係条項を改正すること、製剤・流通・施用に関する免許制度の流通管理の仕組みを導入することにまで言及している。閣議決定による国会への法案提出から、国会での法案可決、そして公布を経て治験で良い結果が出て承認されるなど、まだまだ道のりは長いものの、医療用大麻解禁につながる第一歩が踏み出されたのだ。

私は、この大麻規制検討小委員会の取りまとめを見て、まず産業用大麻、医療用大

麻に関しては前向きに取り組もうとする姿勢は非常に評価できた。一方で、大麻の使用罪を創設するというのが有害なことだと思っている。

医療用大麻から採れる製剤に関してはすでにFDAが承認している。日本で治験が始まっている難治性てんかんの薬であるエピディオレックスやTHC成分が入っているサティベックスは、多発性硬化症の神経因性鎮痛などの症状緩和に効果がある。副作用もなく1歳から使用可能だ。これには医療従事者や多くの患者たちが期待をしている。またマリノールという合成THCを含んだものが、がん化学療法による吐き気と嘔吐《おうと》の治療に用いられる薬として承認されている。

医療用大麻は、免疫や神経系、胃腸、疲労、睡眠障害、高血圧、喘息《ぜんそく》、HIVに伴う食欲不振や体重減少など、多くの病気に対して効果があることが判明している。医療用大麻に期待されているのは、大麻草という天然成分を使っていること、そして価格が抑えられる可能性である。現状、具体的にどの病気にどの程度の効果があるかを研究している最中であり、その結果次第では奇跡の薬になるかもしれない。

なぜ、逮捕の段階でさらし者にされなければならないのか

大麻使用者に刑罰を科さないように、というのがハームリダクションの基本的な考え方だ。世界各国の意識の変化に対して、日本も今までのような完全な自国のみの考えでは立ち行くまいと思っている。マスメディアも今後は薬物使用者の案件に関しては氏名非公表にするなど、今までのようにさらし者にするようなことは許されなくなるはずだ。

2023年に放送された『激録・警察密着24時!!』(テレビ東京系)で逮捕の瞬間をとらえたとされるシーンに対する過剰演出が大問題となった。同局は謝罪番組を放送し、今後は同様の番組を制作しないことを決めた。不起訴なのに犯罪者同様に取り扱う風潮は少しずつ変わっていくことを強く望んでいる。

ある大学生が大麻で捕まったときに、その学生が通っている大学に問い合わせたことがある。こうした場合、ほとんどが退学になることから、当該の大学生の未来につ

いて聞きたかったためだ。しかし、学内でたらい回しにされた挙げ句無視されてしまった。

2023年の事例では次のような報道がされていた。

○福岡大学の学生ら約200人に聞き取り調査

福岡大学3年生の男が大麻を所持した疑いで逮捕された事件をうけて、福岡大学は学生約200人への聞き取り調査を始めました。

福岡大学のスポーツ科学部3年のA容疑者(注:実名は伏せています)は、福岡市城南区の自宅で大麻成分を含む植物片を所持した疑いで、20日に逮捕されていて、警察に対し「今年4月頃から大麻を使っていた」と容疑を認めています。

福岡大学によりますと、今回の事件をうけて、A容疑者が今年3月まで所属していた陸上部の全部員に加え、関わりのある学生など、約200人への聞き取り調査を21日から始めたということです。

大学はこのほかに、学内で学生を対象にした薬物乱用防止セミナーを開催するとともに、啓発動画などを使い注意を呼びかけていきたいとしています。本人らからの申し出を受け退学処分にしたことを28日に明らかにしました。

（福岡TNCニュース）

これに関連して福岡大学の学長は次のコメントを発表した。

○本学学生が大麻所持の疑いで逮捕されたことについて（お詫び）

本学の学生が、令和5年11月28日（火）に大麻所持の疑いで逮捕されました。

事件の全容についてはまだ把握できていませんが、今後の捜査と事実の解明に全面的に協力することはもちろんのこと、学生が逮捕されたという事実を重く受け止め、事実関係を確認し厳正に対処いたします。

前回、11月20日（月）に、本学学生が同容疑で逮捕された件については、直ちに当該学生が元所属していたクラブや下宿先（民間アパート）での広がりがないかを中心に調査を進めておりました。しかしながら、現時点で交友関係の調査までは行き届いておりませんでした。

今後、速やかに範囲を広げて調査を行っていきます。

全国的に大麻事件が多数発生する中で、本学学生が再びこの様な容疑で逮捕されたことは大学として誠に遺憾です。

学生、保護者の方々、関係する皆様に多大なるご迷惑をお掛けしましたことを深くお詫び申し上げます。


これに対して我々は以下の質問状を送っているが、現在まで無回答だ。


昨年改正された大麻取締法には附帯決議が成され、若者の未来を奪わないよう刑罰を慎重に科すことが求められています。

また逮捕される心配なく相談できる窓口を設置する方針です。

先進各国では薬物使用の非犯罪化が一般化しており、日本政府も3月に行われた国連麻薬委員会でハームリダクション措置に賛同しています。今後、御大学の学生に大麻使用が見つかった場合、どのような措置を取ることになりますでしょうか？

ご回答よろしくお願いします。

大麻の取り締まりの現状と麻薬対策課

私は常々、麻薬対策課の担当者は大麻についての最新情報をきちんと理解しているのだろうか、という疑問を抱いている。「ダメ。ゼッタイ。」で一刀両断せずにハームリダクションの方向へ諸外国が舵《かじ》を切ろうとしている状況で、全国の麻薬対策課に電話で「ハームリダクションのことをご存じですか」と問い合わせを実施したところ、大体が知っているといった返答であった。しかし東京都だけは、「お答えできません」と言われてしまった。ほかの道府県では答えてくれましたと伝えても、「そういうことを含めてお答えできません」と再度突っ返された。

私は2019年2月、厚生労働省の冊子に記述された、大麻という語句の使い方の誤りについて厳しく指摘した。その時、麻薬対策課には次の書面を送った。

「大麻草でまちおこし⁉」の書面について

「大麻草でまちおこし⁉」。この冊子は「みなさんが大麻を巡る現在の状況について正しい知識を得て、正しい判断をしていただくことを目的として作られました（2頁）」ということですが、冊子そのものに不正確な記述があると思いますので、下記の通り、質問させていただきます。

1　大麻の意味

冊子（4頁）には、「大麻とは大麻草（カンナビス・サティバ・エル）及びその製品をいいます。大麻草の成熟した茎や繊維体の製品と、大麻草の種子及びその製品は大麻から除かれ、規制の対象外となります。」と記載されています。

【質問1】
「大麻」の意味を、「大麻草（カンナビス・サティバ・エル）及びその製品。ただし、大麻草の成熟した茎や繊維等の製品と、大麻草の種子及びその製品を除いたもの」ということで間違いないですか？

2　質問1が正しいとすると、「大麻」をそのように意味づけたのは、大麻取締法1条の定義を受けたものと推測されます。しかしながら、大麻取締法は、規制する対象として「大麻」を定義づけたにすぎず、「大麻」一般の意味とは異なるものです。例えば、広辞苑によると、「大麻」とは、以下のように記載されており、上記意味は4番目に登場するにすぎません。

①伊勢神宮および諸社から授与するお札。
②幣（ヌサ）の尊敬語。おおぬさ。
③（アサ）の別称。
④アサから精製した麻薬。
大麻の正しい知識で正しい判断〜と題する冊子がホームページ上に公開されています。

【質問2】
「大麻」には複数の意味があるにもかかわらず、一つの意味しかないような断定的な記載をすることは、不適切ではありませんか？　仮に不適切ではないということであれば、その理由を教えてください。

3　質問1が正しいとすると、冊子の中で、自らが意味づけた「大麻」の意味に当てはまらない使用をしています。例えば「わが国では古くから衣服や漁具、神社のしめ縄等に大麻が使われてきました」との記述がありま す。衣服や漁具、しめ縄などに使われてきたのは、主として大麻草の成熟した茎の部分ですので、上記「大麻」は広辞苑③の意味で使用していると思われ、自らが意味づけた「大麻」とは異なる使用です。大麻には複数の意味があるにもかかわらず、勝手に一つの意味に限定したことによる矛盾が、冊子内でも生じているのです。

この質問を送ってからすでに何年も経過している。いまや、大麻取締法改正で使用罪が附帯決議に盛り込まれ、世界のハームリダクションの動きなど大麻に関する状況は刻一刻と変化しているのに、言葉の定義さえあいまいなまま問題は先送りにされ続けている。

権力に歯向かえない我々が、まともに相談したらどうなるか

このような現状だが、逮捕される恐れがないような相談窓口を今後作ると厚労省麻薬対策課は示している。全国の麻薬取締部（マトリ）には依存症回復の部署があるのだが、あまり力のある部署とは感じられない。中部のマトリに、「大麻を吸っている人が電話して相談したらどうなりますか」と問い合わせたところ、「捜査対象になります」という返答だった。

どういうことかと思ったら、刑務所から出所した大麻使用者を回復させるのだという。私が、「逮捕されたり服役したりして職や貯金を失ったら回復しづらくなりますね」と聞き直すと「そうなんですけれど」と歯切れが悪かった。おそらく、上から言われているから、できる範囲のことしかできないという状況なのだろうと推察できた。

ＴＨＣの規制が2024年10月1日から発動するならば、そこで本当に処罰されづらくなるのか？　相談できる窓口ができるのか？　自己申告制で吸ってもいいことになるのか？　附帯決議は強制力がないため、担当部署は今後も見張っていく必要がある、と言っていた。

規制が厳しくなって私が販売しているＣＢＤオイルにどんな影響が出るかと考えると、実はあまり危惧していない。日進月歩のカンナビノイドの世界では、規制を超えるテクノロジーが日々生まれているからだ。

ＣＢＮはＣＢＤと同じく大麻草に含まれる成分だ。ＣＢＮ、ＣＢＤ、ＴＨＣは三大カンナビノイドと呼ばれている。ＣＢＤやＴＨＣと比べると認知度は低いので一般人はよりなじみがないかもしれない。それに加えて私のショップでは合成カンナビノイドも販売している。有用なカンナビノイドを必要としている人に届けたい。

インターネットで確認する限り、健全に運営しているＣＢＤショップの人たちはなぜ沈黙しているのだろうかと疑問に思う。厚生労働省の主張がおかしいことに気づいていないはずがない。おとなしすぎるのは優良事業者になりたいと思っているからではないか。国の意向に従っていれば摘発されないと思っているのだろうか。

厚生労働省はいつもそんなことをしているようだ。業者やマスコミを操ろうとしている。私と同じようにこれまで大麻に対して正論を述べ続けていた人が、今はまったく発言をしなくなったという事例をいくつか見てきた。

国や省庁、警察など日本の権力の中枢が、国民のためや、大麻に関していえばCBD業者などのために動いてくれるなどというのは幻想にすぎない。では、一般人は黙って理不尽に耐えれば良い日本になるのか？

私はそうは思わない。真実を知った者が情報を発信し続けることによって、日本人が疑問を抱き、真実に近づこうと自ら行動するきっかけになると考えている。

第4章

日本人一人ひとりがリテラシーを高め、声を上げるべき

大麻合法化に向けてのメディア活用スタート

私が2018年に販売を開始したCBDオイル「メイヂ健康大麻油」は、当初から日本の大麻行政に風穴を開けるために広告によるメディア活用を展開していた。地方新聞やタウン誌、情報誌、料理雑誌などに大麻がどれだけ許容されるのか試していった。

そのなかで最も広告原稿の審査が厳しいといわれていた日本経済新聞には苦労した。広告審査を外部団体に依頼してようやく出稿できたものの、手放しで喜べなかったのは広告原稿の内容の審査通過に半年も要したことだ。商品の安全性や真偽などを執拗《しつよう》に調べられたためである。やはり本音としては掲載したくなかったのではないかとも思う。

2019年3月には多くのメディアに呼びかけて「日本は大麻の国である」と題した記者会見を行った。会見の内容は次のとおりだ。

1 大嘗祭の調達物の中で最も重要なのは大麻草の植物、〝あらたえ〟である。国技大相撲の最高位である横綱の化粧まわしは大麻草でできている。

2 日本人の名で最も多く使われる植物〝麻〟は大麻草である。

3 大麻の危険性はたばこやアルコールより低い。日本政府は大麻草の成分であるカンナビノイドに関わる特許を1000件以上認めている。

これらの情報を得たうえで日本は大麻の国であるかどうかを広く日本国民に判断してほしいというのが意図だ。

- 国内の大麻草栽培が滅びかかっている
- 陶酔作用のある大麻の成分THCの依存症については、アメリカ国立薬物乱用研究所がコーヒーやアルコールを下回るという結果を報告している
- 日本政府は国内では大麻を締め付けているのに、外国企業には大麻関連の特許を

1000件以上認めている。日本で大麻が合法化されたら外国市場が医療用大麻市場を席巻するかもしれない

- 大麻取締法は大麻＝薬物という言葉にしてしまった。1947年の大麻取締法施行以来、約70年にわたって日本国民は洗脳され続けている
- 大麻草は国民的植物であり、その存亡に関しては国民的議論がされるべきだ

このようなことを訴えた。

会見の内容はデイリースポーツや日刊ゲンダイなど参加メディアの一部に掲載された。ほかのメディアは紙面に掲載するのは難しいようだった。もしも正論をかざす現場記者がいたとしても組織として潰されるということがあったと思う。安倍晋三元総理が2022年に勉強会で大麻の偏見について語ったあとだったら、風向きは違っていたかもしれない。

元横綱をCMに起用

大手新聞社などへの広告出稿が功を奏したのか2019年7月の大相撲名古屋場所に懸賞を出すことができた。このときの日本相撲協会の感触が良かったので、元横綱・稀勢の里との広告契約が結べないか打診をした。すでに引退し断髪式を控えたタイミングだった。日本相撲協会も本人も大麻に関してしっかり調査したに違いない。世界で合法化が進んだのちに日本でも認められる時期が来るかもしれないと判断されたと私は思っている。

稀勢の里は現在、二所ノ関部屋で二所ノ関親方として後進の育成に励んでいる。同部屋所属の大の里は2024年名古屋場所、秋場所と2度の優勝を果たし、大関に昇進している。

親方にイメージキャラクターをお願いし、まず作りたかったのはテレビCMだ。それもBGMを君が代にしたもの。君が代の商業利用は法律に触れはしないが恐れ多いことではあった。しかし、私たちの健康大麻油には日本の大麻文化を復活させる大義があると熱心に伝えて交渉した。二所ノ関親方のナレーションは「横綱の綱は大麻草でできている。大麻草は日本の心。メイヂ健康大麻油」であった。テレビで放送するには、この点だけでも前代未聞である。

2020年4月の群馬テレビを皮切りにいくつかの放送局で君が代のBGMを使わないバージョンのCMを放送したあと、タイミングを計って君が代バージョンの切り替えに挑んだがほぼ断られてしまった。

そんななか、テレビ神奈川と愛知のケーブルテレビであるスターキャットだけが条件付き（放送頻度や試験的に映画館で流す）で引き受けてくれたのだ。のちに、テレビ番組を制作することになる岐阜放送も承諾してくれた。おそらく史上初めて、君が代をBGMにしたテレビCMが流れた。それも商品名は大麻油だ。

しかし反響はどうだったかというと、正直なところ、何も起こらなかった。全国規模のマスメディアが取り上げてくれたらという思いはあるにせよ、広告主の私にも厚生労働省にも大きな反響はなかった。日本人には国家観というものがなくなってしまったのか、それとも思考停止しているのか。

テレビ番組進出！ さまざまな主義主張とのコラボレーション

2022年より、日本初で大麻草について語る『ちょっと真面目な麻の話』を東海ラジオで放送していた私は、2023年11月からは「ぎふチャン」こと、岐阜放送で毎月最終土曜日23時30分より月1回放送で『ちょっと真面目な麻のTV』をスタートさせた。もちろん大麻の正しい認識の訴求が目的だ。ラジオに出てコメンテーターとして話すのはなかなかしんどかったのだが、途中からわがままを聞いてもらって大麻のことしか話題にしない番組が作れるようになった。本当に偶然の産物だ。そうこうしているうちにぎふチャンで番組ができるという話が持ち込まれた。最初は半信半疑だったが、詳しく聞くと本当に実現できるということで話に乗って実現にこぎつけた。

番組は3本撮りで、3カ月の大まかな点は私がやりたいことを伝えて、あとから大麻に関する事件や動きがあれば差し込んだりするのが基本形だ。ゲストへのインタビューや取材ロケなどをゲリラ的に差し込んでメリハリをつけるようにも工夫した。

この番組は2024年7月オンエアの第21回まで継続した。元俳優で社会活動家としても活動している高樹沙耶氏や、衆議院議員の福島伸享氏（当選4回／有志の会）など多彩なゲストを呼んで語ってもらった。また番組放送期間中は世界で大麻に関する動きがどんどん出てきて、番組内でも随時発信していった。

私も毎回コメンテーターとして出演。自分の考えや諸外国などで起きたことへの解説、大麻に対する疑問に答えるなど趣向を凝らした番組作りとなった。5月4日のマリファナマーチ当日には東京に出向いて取材し、現場の雰囲気をリポートしたのも記憶に新しい。

そのなかでもいくつか印象に残るゲストとのトークがある。

高樹沙耶さんにタイの大麻事情を聞く

『ちょっと真面目な麻のTV』では高樹沙耶氏をゲストに迎えた。2012年に大麻の法的規制反対の立場を明らかにして以来、2016年には参議院選挙に出馬（落選）し、同年、大麻所持で逮捕されて有罪判決を受けたこともある。それでも現在も一貫して大麻合法化の姿勢を取っている。いくつかの項目で高樹氏に質問をした。

※以下、文意を変えずにまとめている。

•タイの医療用大麻、嗜好用大麻の事情に詳しいと聞きました。医療用、嗜好用のすみ分けなど、状況はどんなものですか。

「医療も嗜好も大麻草は大麻草なので、規制するってことが解除されている状態。あちこちに大麻のものを売っているショップが何百軒ってあるんです。これが医療用のお店ですよ、こちらが嗜好用ですよ、とか大きな線引きを一般の人に言っても分からないと思いますね」

・タイの当局は「無法地帯みたいにしたくない。退廃的なだらしない風景を作りたくない」という意向があると感じました。規制が緩くなったり締め付けたりという不安定な状態だと聞きましたが現地の様子はどうですか。

「大麻草がいったいなんなのかを日本人が分からなすぎているところがあります。タイの人々は昔から伝統とか文化で、薬草のように大麻を使っている文化もまだ北部のチェンマイとかにあったわけです。だから、タイの人たちはわきまえていると思います。ビジネス街ではたばこも吸わないわけですから、路上で大麻を吸っている人ってマナーのないおかしな人っていうことです。だから、混乱期っていうほど別に混乱はしてないっていうのが私の印象ですね」

・当局はピリピリしていませんか？

「当局にもいろんな人たちがいると思うんです。大麻をいまだに反対する人たちと、別にいいんじゃないかと思っている人たちがいるわけです。そこの人たちのせめぎ合いとか、どっちの情報を信じるのとか、そういう混乱はあると思います。だから、政府側の人たちがちゃんとしてくれれば国民って迷わないんです。けれどアメリカから禁止されてきたことが基本にあるので、諸外国はどうするのか？　そういう状況なんじゃないかなと思います」

・日本では緊急搬送された、健康をすごく害したというニュースをたまに見かけます。タイではそのような話はありますか。

「ゼロじゃないと思いますよ。でも、例えば若い子たちが初めてアルコールを飲んで急性アルコール中毒になって倒れる人、今でも日本でいるわけじゃないですか。それと似たようなことだと思います」

・タイが伝統的に大麻を健康利用してきたなかで、昔からある品種のＴＨＣ濃度はかなり濃いですか。

「その辺、私は詳しくないですけど、そもそも自然に入っているものはそんなに危険度の高いものはないと思いますね。解禁されたときに、政府が大麻の苗を配りました。国民に何千株も。例えば、農作物で糖度を上げる品種改良がある。フルーツもどんどん農業技術で甘くしていく。大麻も人の手によってTHC成分を濃くできる。そういうことって国民は知らないじゃないですか。大麻のことを好きな人たちは知っているけれど。昔から地球上に生えている大麻っていうのはこういうものだという見本、『これがナチュラルなもの』というのを配ったのはとても賢いやり方だと思います」

・私もいつかタイに行きたいと思っています。

「絶対行ったほうがいいですよ。私も大麻が規制されない国、規制されてない生活っていうところにいたときに、ナイトクラブがいっぱいあるタイのカオサンっていう、東京だと六本木のような地域の裏路地とかにも鉢植えの大麻がいっぱい置いてあるんですよ。ほかのところでも、おしゃれなシンプルな店もあるし、昔からの怪しげな大麻ショップってあるじゃないですか。いろんな色がぐちゃぐちゃしているような店もある。健康のためのお茶だけ売っているとか、大麻の葉っぱをティーバッグにして売っているとか、そういう感じなんですよ」

福島伸享衆議院議員インタビュー

私は全国会議員に対して大麻に関するアンケートを実施したことがある。しかし、ほぼ無視されてしまった。予想はしていたものの、そもそもそんな問題は存在していないかのような対応に、なんともいえない後味の悪さを感じたものだ。

そんななか、『ちょっと真面目な麻のTV』に衆議院議員・福島伸享氏が出演してくれた（2024年1月27日オンエア）。福島議員は当選4回、有志の会所属で東京大学農学部卒業後に通商産業省（当時）に入省。内閣官房参事官補佐などを歴任した、政治も省庁のことも分かる政治家だ。

折しも、改正大麻取締法が通過したあとだったので、話を聞くには良いタイミングでの出演となった。以下、インタビューに答えてくれた内容を、文意を変えずにまとめた。

私が大麻取締法改正の有識者会議で見てきたなかに使用罪が盛り込まれたこともある。有識者会議の2年ほどの間、有害性に関する数字が出てきていないにもかかわらず、とりあえず有害だという前提だった。国際整合性といいながら、ほかの国々をまったく見ていない。アメリカでは住民投票でいろんな州がどんどん合法化している。

これに対して福島議員はこう話してくれた。

「役所側が言う大麻の使用率とか、規制を緩めた国と今から規制しようとする国では全然事情が違うから、違う規制を取るという言い方は合理性があると思っている。ただ問題は、彼らがなぜ今回大麻を規制するかというのに医学上の有害性がないということ。身体上の害が少ないといわれているものに対して、それを使用しただけでいきなり懲役がつく刑事罰をつけるのはおかしい。もうゲートウェイに入ったことで、あっちの世界に行くような法律にしてしまっている。そうではない法律を作らなければおかしかったのではないか。こうした議論をもっと本当は国会ですべきだったと私は今反省しているところです」

私がゲートウェイドラッグ理論のことを調べたら、エグジットドラッグ理論に出くわした。何かというと、大麻使用によって覚せい剤やアルコール、たばこをやめる方向にもっていけるという理論だ。いきなり聞いたらびっくりする話だ。このエグジットドラッグ理論をどのように厚生労働省にねじ込もうかなと考えている。

これに対して福島議員も持論を述べてくれた。

「日本の場合はエグジット理論でなくても覚せい剤はどんどん減っている。その要因は暴力団対策が進んだことによって、売り手にかなり捜査が入り、細ってくることにあるのではないかと思うのです。一方で、大麻の使用が増えているのは事実であって、ある程度の規制は必要だと思っております。規制の仕方が問題だから今回、議論したのであって、そもそも大麻を解禁しようという議論をするのであれば、また別の議論になる。諸外国と同じだけ大麻の使用率が広まったほうがいいというのであれば、それは別の議論だと思いますし、私はその議論は不必要とは思っておりません」

私がよく考えている、刑事罰ではなく行政罰に変えていこうと思ったらどんな働きかけをすべきか？　という問いに対して、

「法案が国会を通れば成立してしまいますから、まずは運用を見る必要があると思います。大麻を取り扱っただけで特に有名人や芸能人が実名で大々的に報道される状況は重すぎると思うのです。大麻を使用することが極悪人、その瞬間に犯罪者だという世論になるようなことであれば、その瞬間に私は

声を上げなければいけないかなと思っています」

と冷静かつ力の入った話をしてくれ、さらに私たちの活動にも言及してくれた。

「こうして熱心に取材していただくのは、これが初めてだと思います。法律の一条一条で人の人生が変わります。なぜ私たちが国会議員を選んでいるかといったら、国会は立法府ですから法律を作る人なわけです。ですから、一つひとつ国会で、あまり報道されないかもしれないが、法律によって人生がまた変わってしまうということをもって国会議員をチェックしたほうがいい。法律のおかしいところについては声を上げていくことが必要だと思います。私も今後の大麻取締法というか新しい法律の運用を見たうえで、おかしな運用がなされるようであれば法律を変えるべきとこれから訴えていきたいなと思っています」

こうした発言に、頼もしい議員もまだいるのだと私も背中を押された気持ちとなった。

正高佑志氏&高樹沙耶氏対談

さまざまな活動の一つとしてぜひ紹介したいことがある。『ちょっと真面目な麻のTV』に出演してもらったこともある、医療用大麻のお医者さん・正高佑志氏（ラッパー・MASATAKA）と高樹沙耶氏が2024年4月20日にアルバム『Smoking Never Kills』をリリースしたことだ。根底にあるテーマはもちろん大麻合法化だ。お二人にお話をうかがったので文意を変えずに紹介する。

正高「日本では大麻を所持していると逮捕されたり、場合によっては刑務所に送られたりということになる。まだまだ大麻に関しては持って使っている人たちが悪い人たちで、取り締まっている人たちが正義を守っていると思われがち。でも本当にそうなのかと。そういうことを提示していければ、価値観とか思想の転換に対するアイデアを与えるという意味で、まさにこれはアーティスティックな試みではないかと自分では思っている」

とアルバムに込めた思いを伝え、さらに収録曲に関する話も披露してくれた。

正高「私は医者で、2017年ぐらいから医療用大麻に関する情報発信をコツコツと行ってきています。実際に病気を患っている方からのお問い合わせのなかには、切実な病気によって海外で医療用大麻の治療をしたいというような相談を受けることがあります。今回の曲はそのような相談を寄せてくれた若い患者さん2人、一人は女性で肺がん、もう一人は白血病だったんですが、この方々に関する体験を後半に書かせていただいた」

高樹「今回のアルバムは基本的には正高さんの思い、感じてきたことですが、私は2012年から大麻に関する発言をしています。10年もこういう形でしか表現ができないぐらい、何か世の中がますます苦しい感じになっちゃっているのがものすごく残念なんです」

高樹氏はまた、2人で出した曲『Legalize it』に関しても話してくれた。

高樹「この曲はTikTokで若い子たちを中心に非常によく聴いてもらっています。それを実感して本当にびっくりしたことがあって。沖縄の大きなフードコートみたいな場所で一人ラーメンを食べていたら、小学3年生の沖縄の男の子たちから『写真撮ってください』って言われました。あと、初めて出雲大社にお参りに行ったとき、後ろから『物語の始まり』(注:歌詞の一節)っていう声が聞こえて、ふと振り返ったら中学生の女の子が私の顔を見ながら、にやって笑って歌ってくれて。TikTokや、YouTubeを通じて違う世代が反応してくれていることがものすごくうれしかったですね」

音源としてTikTokで2億回も使われたというのは私も本当に驚いたし、ヤフーニュースにもなっていた。そこで、その後マスメディアから取材依頼があったかを質問したところ、マスメディアからはないとのことだった。

このアルバムに収録されている曲の歌詞には、ここまで言っていいのというフレーズもある。これについて正高氏はこう語っている。

正高「僕のなかでは、なぜ大麻のダメ、ゼッタイがここまで根強いのかというと、理由の一つには新興宗教が薬物取り締まりをバックアップしていることがあるので、その辺の部分をなるべく分かりやすく事実に基づいて、レゲエビートに乗せて伝えさせていただいています。駄目絶対センター（麻薬・覚せい剤乱用防止センター）があって、そこが国連（国連薬物犯罪事務所）に年間1000万円以上（実際には1350万円）の献金をしている。その1000万円を超える献金のお金ってどこから出てきたか。乱用防止センターがこんなお金を出せるのか。ダメ、ゼッタイって言っているだけで何千万ももうかってポンとお金を出せるわけがないじゃないですか。どっから来た、そのお金っていう話ですよね。やましいことがないなら開示したほうがいいですよ」

私は、今後の注目ポイントとして国連もやっとハームリダクションへの方向性になっていることに意見を求めた。

正高「国連の投票でハームリダクション、ダメ、ゼッタイじゃなくて、なるべくその害を小さくしようという方針の薬物政策を運用すべきだよね、介護とかもしないほうがいいよねっていう方向になりましたよね」

高樹「でも、新型コロナウイルスワクチンの件でWHOがおっしゃることが本当に全部真実であるのかとか、そういうところにまで来ているのが世界だと思うんです。日本だけすごく遅れていて。根本的に見つめ直さないと駄目かなと」

私は、今回のアルバムの楽曲は本当にインパクトを感じた。個別の団体や人物を攻撃できていて面白いなと思った。そこで同業の人でここまで激しくやる人がいるかを正高さんに聞いてみた。

正高「個別の名前を出すことは日本の業界でもあんまりしてないと思うんですけど、前例がないからといってやらない理由にはならないし。逆にいえば反発だったりとか、内容証明が届いたりとか名誉毀損《きそん》であるっていう法廷闘争みたいなことに発展する可能性は十分にあると思っています。例えばお酒のことに関して、あっという間に死んでしまうみたいな変に誇張されたことが言われたとしたら、酒造業界が黙っていないわけですよね。でも大麻に関しては吸っただけで頭がおかしくなるみたいなことを仮に言われたら、根拠がないとしても、それに対して誰も言える人がいなかった。そういうことは言われ放題なのかっていうところがあるし、その言いたい放題やった人に関してはやっぱり殴れば殴り返されるっていうことを示していくことは抑止力になるんではないか。そういう意味では、一つの前衛アートとしてやってみようかなと思っています」

ユーザーはもっともっと声を上げるべし

合成カンナビノイドは危険なイメージが強い。それでも求めるユーザーが多くいるため規制対象外の製品は販売されている。合成カンナビノイドについてユーザーの意見がまったく無視されていることにも憤りを感じる。規制する側は危険だと言うし、我々のような大麻合法化活動家のなかでも合成カンナビノイドは邪道だ、けしからんという声もあるのも事実だ。

しかし、ユーザーからすれば害と利益を天秤《てんびん》にかけて利益があるから使用しているのだ。インターネットのレビューを見てもリラックスできたとかよく眠れたという声があるので、市場の論理で言えば普通に販売されて当然だと思う。今後もニーズがあれば、たとえイタチごっこの状態になったとしても、買う人がいる限り販売されていくだろう。

私は、「販売元が効果効能をうたえないので、ユーザーはもっと声出していかないと潰されますよ！」と働きかけたことがある。しかし、SNSを見ても、頑張って権利を求める声を上げる人はあまりいなかった。

日本は本当に特殊というか、医療目的で使用している、使用したい患者が声を上げない。医療用大麻の使用が発達した国では、病気を患っている人が自分の命をつなぐために声を上げている。日本はいちばんの死因はがんだというのに、痛みの緩和に効果的な医療用大麻を求める声が出てこないのはなぜなのか。無知すぎるのか、洗脳されすぎているのか？

今までは合法とされていた合成カンナビノイドが規制によって急に取り扱えなくなると、業者にとっては大損失となりかねない。とはいえ、業者も国や警察に目をつけられたら商売ができなくなるという意識なのか、表立って抗議活動をすることはまれだ。ユーザーにしても業者にしても堂々とおかしいものはおかしいという声がなかなか上がってこないのが日本らしいところだ。

今後のマスメディアとの付き合い方

では、大麻合法化に向けてのマスメディア戦略をどう考えていくか。私はメディアは継続して使っていきたいと思っている。以前にも付き合いがあった愛知のケーブルテレビであるスターキャットなどを通じて、低予算でコンテンツを発信し続けるなども選択肢の一つだ。実は、ラジオとテレビを通して思ったような手ごたえ、反響を体感できなかった。番組当初はほかのメディアと対決するような図式で盛り上げていこうと考えたが、なかなかうまくいかなかった。

衆議院議員の福島伸享氏には出演してもらえて本当にありがたかったが、本来なら政権与党の自民党の議員を呼んで徹底的に議論し、大麻の本当のところを伝えたかった。

しかし実際には、放送局の岐阜が地元の自民党・野田聖子議員の出演もかなわなかった。正直、果たして現状のまま続ける意味があるのかという気持ちで番組を終えた（そう考えているさなかに厚生労働省と直接話ができるようになるなど皮肉な面もあるが）。しかしながら、番組では厚生労働省はじめ各所に取材で切り込んでいけたので、テレビ番組があったほうがたしかに圧力にはなる。

メディアを活用しての大麻合法化啓蒙活動は新たな気づきも与えてくれた。テレビ、新聞などの既存メディア活用だけではなく、厚生労働省や法務省の地方の窓口、日本各地の人権関連施設に抗議するといったことも取り組む意義がある。そして、YouTubeなどの拡散手段も有効かつ市井の人間の声の盛り上がりをキャッチする手段だ。こうした時流に合った人々の声をうまく活かして活動を続けたいと考えている。

さまざまな経験を通して、大麻を取り巻く状況には、政府や省庁、警察、マスメディアなどが入り組んでいると痛感した。現在、大麻合法化に最も有効なのは、外圧（各国の合法化）と国内のカンナビノイドユーザーの増加の2つ。これが日本の国民性に合っている。

第5章

大麻合法化で変わる日本の未来
大麻への正しい理解と合法化が日本を豊かにする

大麻取締法改正の道のりと日本の未来

2023年12月6日に改正大麻取締法が参議院本会議で賛成多数で可決・成立した。施行は2024年12月12日だ。何度か触れてきたが、大麻草を原料にした医薬品の使用を認める一方で、若者などの乱用を防ぐために使用を禁止する使用罪を盛り込んだものとなっている。

世界に目を向けると医療用大麻、嗜好用大麻ともに合法化に向かう動きがどんどん顕著になっていると思う。ここでは近年の日本や諸外国の動き、国会議員による厚生労働省や法務省の答弁などを挙げてみたいと思う。そこから、日本の大麻合法化の展望が見えるかもしれないからだ。

大麻取締法改正への動きを改めて見てみる。厚生労働省の2024年2月9日付となる資料「大麻取締法及び麻薬及び向精神薬取締法の一部を改正する法律の成立について」に改正までの経緯が簡単に記されている。

・令和3年1月～6月「大麻等の薬物対策のあり方検討会」の開催。とりまとめにおいて、「大麻から製造された医薬品の施用規制の見直し」「大麻草の部位規制からTHC等有害成分に着目した規制へ見直し」「大麻の『使用』に対する罰則の導入」が示された。
・令和4年4月～9月 厚生科学審議会に「大麻規制検討小委員会」を設置。「大麻等の薬物対策のあり方検討会」のとりまとめを踏まえ、大麻取締法・麻薬及び向精神薬取締法の改正に向けた技術的な検討を開始。小委員会のとりまとめにおいて、下記改正の方向性が示された。
　①医薬品の施用規制の見直しによる医療ニーズへの対応
　②大麻使用罪の創設と有害成分（THC）に着目した成分規制の導入
　③製品の適切な利用と製品中のTHC濃度規制
　④大麻草の栽培及び管理の規制の見直し
・令和5年1月12日 医薬品医療機器制度部会にて、上記とりまとめが了承。
・令和5年10月24日 大麻取締法及び麻薬及び向精神薬取締法の一部を改正する法

律案 閣議決定・国会提出
・令和5年12月13日 大麻取締法及び麻薬及び向精神薬取締法の一部を改正する法律 公布

日本国憲法の存在を再認識すべし

現代の日本人は自国の憲法に関してどの程度の知識があるのか。もともと第二次世界大戦後にアメリカに押し付けられた形で生まれたせいか、知識も関心も薄い気がしてならない。

日本国憲法では公序良俗に反しないことはやってもよいことになっていると私は理解しているが、それに照らせば薬物使用はすべて合法にならないとおかしい。自分以外に対して一切迷惑をかけていないわけだし、自己責任でやっているのだ。そうした判決はメキシコとか南アフリカでも出ているが日本では見られない。

例えば、お酒を飲んで酔っ払っても誰にも迷惑をかけなかったら捕まる理由はない。酔っ払って何か危害を加えたり、他者に損害を与えたりしたことに対して罪を償えばいいだけだ。アルコールとの比較でいえば、合成カンナビノイド事業者が訴えを起こしている件でも、厚生労働省に「なぜアルコールはいいのか」と問うと、「昔からおなじみだからです」という意味不明かつ非常に非科学的な回答をしてくる。

日本ではこのような憲法無視がまかり通っている。憲法には、公務員は憲法を尊重し擁護する義務を負うと書いてある。しかし自民党は憲法改正を訴え続けている。これはとんでもない話で、このような憲法を軽視するようなことをしてはならない。権力側が自分たちに都合の良い憲法改正を言い出してはならないのだ。国民から多くの声が上がっているならいいが、国会議員から言い出すなど言語道断の憲法違反だ。

憲法をオアシス運動（学校や公民館などで推進される日頃からあいさつを心がけようという運動）と同程度に思っている人が実は多いのだと思う。憲法をこうした心のあり方と同じ存在のようにとらえているのは人権意識の欠落である。本来、裁判所が憲法をしっかり尊重して運用していれば、こうした誤解が生まれるはずはないのだ。

一般的に、憲法がどのようなものかとしっかり学校で教えてもらったことがあると記憶している人は少ないと思う。学校教育のことを言い出したら、そもそも学校が国=権力者側のいうことを聞けという教育をしている。その結果、子どもたちの自主性を奪い、従順で、投票にも行かず政治に関心をもたない子どもを育て続けているのだ。

日本国憲法はアメリカが押し付けたものだ。しかし、官僚たちが押し付けられたことに一生懸命議論して、どうにか落としどころを作っていったはずだ。大麻取締法もまた押し付けられたものだと思っているが、当時の官僚があらがってなんとか着地点を作った。

しかし、今の官僚は大麻取締法を悪用するようになっている。つまり、大麻取締法が施行されてから70年余りの間で官僚たちのマインドが極端に劣化した。今は保身と利権ばかりの人間の集まりだ。国益を追求する政治家にしても有能な政治家はどんどん消されている。占領国アメリカはあくまで日本の弱体化を狙っている。消されて見せしめになっているのを見ているから、だんだんと政治家も反発しないようになっているように思えてならないのだ。

ＮＨＫ連続テレビ小説『虎に翼』では、スタート当初は裁判のシーンで裁判官の横に検察官がいた。あとで修正する意図があったのか分からないが裁判官の横に検察官がいて、弁護士と同等の位置ではなかった。今の日本では、三権分立といっても完全にうそじゃないかとすら思う。裁判所はもはや独立した司法の場ではなく、行政の認定機関あるいは追認機関のようになってしまっている。実際に、検察が逮捕後の被疑者の勾留延長を申請すれば、裁判所は基本的にそのとおり従うといったことが行われている。

これについてはカルロス・ゴーン氏の逃亡について書かれている『人質司法』（高野隆／角川新書）が参考になる。著者の高野氏は弁護士で、ゴーン氏の勾留について裁判所に申し立てをしている。勾留延長の意味がどこにあるのかということだ。それに対して裁判所は問題ないと思っていると返答したが、高野氏が「何が問題なんだ。ちゃんと説明してほしい」と求めると、「説明する必要はないと思っている」という木で鼻をくったような回答をしてきたそうだ。

ゴーン氏がしたことの善悪は私が判断することではない。しかし、裁判に至るまでのプロセスで勾留が非常に長かったり、妻とも途中から面会謝絶になったりと、理不尽がまかり通っていたのは事実だ。こうした状況に追い込み、どんどんゴーン氏が無力化して、弁護士との信頼関係をなくすように検察が仕向けていたとしか思えないのだ。

人質司法に関して法務省が反論しているページがある。そこでは次のようなQ＆A方式で説明している。

Q　日本の刑事司法は、「人質司法」ではないですか。

「人質司法」との表現は、我が国の刑事司法制度について、被疑者・被告人が否認又は黙秘している限り、長期間勾留し、保釈を容易に認めないことにより、自白を迫るものとなっているなどと批判し、そのように称するものと理解しています。

しかし、日本の刑事司法制度は、身柄拘束によって自白を強要するものとはなっておらず、「人質司法」との批判は当たりません。

日本では、被疑者・被告人の身柄拘束について、法律上、厳格な要件及び手続が定められており、人権保障に十分に配慮したものとなっています。

すなわち、日本の刑事訴訟法の下では、被疑者の勾留は、捜査機関から独立した裁判官による審査が求められており、具体的な犯罪の嫌疑を前提に、証拠隠滅や逃亡のおそれがある場合等に限って、認められます。

また、被疑者は、勾留等の決定に対して、裁判所に不服申立てをすることもできます。

起訴された被告人の勾留についても、これと同様であり、証拠隠滅のおそれがある場合などの除外事由に当たらない限り、裁判所（裁判官）によって保釈が許可される仕組みとなっています。

その上で、一般論として、被疑者・被告人の勾留や保釈についての裁判所（裁判官）の判断は、刑事訴訟法の規定に基づき、個々の事件における具体的な事情に応じて行われており、不必要な身柄拘束がなされないよう運用されています。

法務省人権擁護局の協力を得て番組で作ったポスター。全国の人権擁護施設に貼りたい

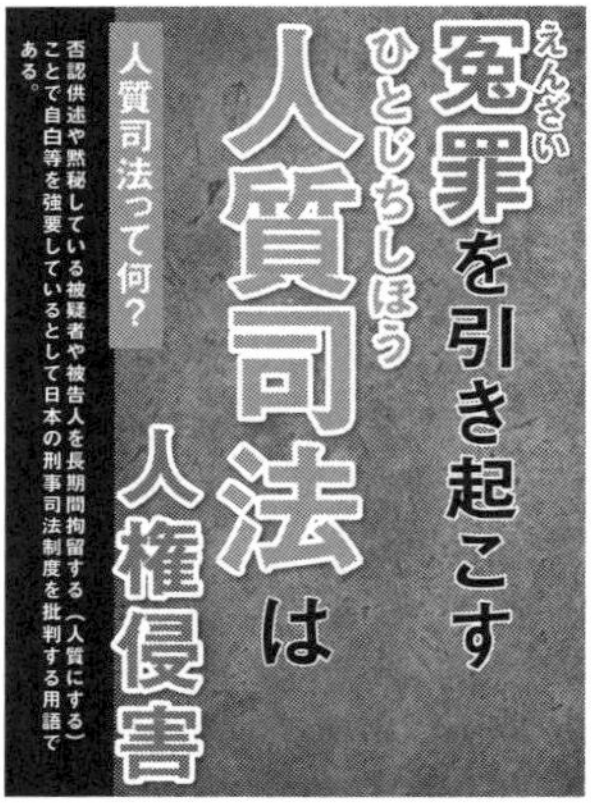

日本の刑事司法制度は、身柄拘束によって自白を強要するものとはなっておらず、「人質司法」との批判は当たりません。

別件だが、「プレサンス事件」がある。

2021年に大阪地方裁判所が大手不動産会社・プレサンスコーポレーションの元・代表取締役である山岸忍氏に対しての業務上横領事件につき、無罪判決を言い渡した冤罪事件のことだ。これも人質司法として有名で、社長の座を追われた山岸氏は無実の罪で248日も勾留されたのだ。この詳細は『負けへんで！東証一部上場企業社長vs地検特捜部』（文藝春秋）に記されている。山岸氏は無罪を勝ち取ったのちに、当時の特捜部の検事が山岸氏の元部下を脅すなど違法な取り調べをしたなどとして国に賠償を求めている。

今、私が行っている試みは愛知県や名古屋市の人権推進施設への働きかけだ。パネル展示やＤＶＤを置いているスペースに、前述した山岸氏の著書や『人質司法』など関連書を今後どんどんと置いていくことだ。愛知県の人権推進施設には、人権に関する図書や視聴覚資料コーナーがちゃんとあった。冤罪関連の本も数冊置いている。本来、人質司法に警鐘を鳴らしてくれるはずの部署の尻をたたいて、検察や裁判所に圧力をかける取り組みだ。法務局が自分たちの都合で私たちの関与を断ろうとする動きを封じようと思うのだ。

小さいことの積み重ねや改善の繰り返しが大事だと思っている。法務省の窓口となっている全国の法務局に人権擁護委員会があるが、身内の不祥事である人質司法には後ろ向きである。せっかくの骨組みがあるのだから活用しないのはもったいない。そして日本弁護士連合会も声明を出している。さらに各地の弁護士会もイベントを開催するなど攻めの姿勢を見せている。

私は日本における大麻合法化を目的として活動しているが、まず本当に逮捕されない状態を整えたい。多くの日本人が自分を守るためにも、法律より大きな力と存在意義を持つ日本国憲法に興味を持ってほしい。そして憲法を守らない検察や裁判所を許してはいけない。

大麻使用罪を今後どう考えるか

法律には立法目的というものがあり、ある現象が起きてしまったから、もしくは起きる可能性があるから法律を作るというのが本来のあり方だ。しかし、大麻取締法は大麻に関する違法事案が起きることへの確率や検証、調査などといった資料やデータを出しているわけでもない。本来はTHCの成分があるか否かに焦点が当たらないといけないのに大麻草の葉と花が違法で茎と種は問題なしといったことになっているので、THCが入っていない日本の大麻草が今もって厳しく規制されている。おかしな話であり、70年にわたって改正の動きがなかったのが不思議だ。それは立法府と官僚の怠慢なのだが。

2022年9月、大麻を原料とした薬品について使用を可能とするような大麻取締法を改正する方向性が示された厚生労働省の大麻規制検討小委員会とりまとめを公表した。その案の中には、これまでなかった使用罪が盛り込まれることになった。

先進国ではエビデンスを問われる言及があったときは、実際に使用している人の膨大なデータを出す。一方、日本では大麻規制検討小委員会のとりまとめの会議で話された内容に関しては、議事録が長期にわたって公開されない。あとになって「こんな会話がありました」程度の情報が出てくるだけだ。これには真剣味がまったく感じられない。あまりにも不透明でどんな会議をしているのか分からないという強い不信感がある。とりまとめ案が出たあとにバイデン米大統領が非犯罪化しますと宣言したのだが、厚生労働省はこれをどう受け止めているのかと思う。

私は厚生労働省に対して検証した数字などの開示請求をしている。そうすると、なんら確証のあるような答えは返ってこない。まず大麻使用者の死者は0人だ。大麻使用によって緊急搬送、入院している人が重症になった人などの数字も出てこない。大麻規制検討小委員会のホームページから薬物に関する資料を見ることはできるが、具体的な数字が示されていない。「マリファナを吸ったらこうなった人がいます」など個別な例は出てくるが、それで何人いるのかというデータ的なものが「死者は0人」くらいしか分からないので有害性を立証する説得力がない。

その間にドイツが大麻合法化するとか、アメリカが非犯罪化する動きがあったりする。今さら強烈な刑罰を科すというより、世界の趨勢《すうせい》を踏まえて行政罰ぐらいに収まるのが妥当だろう。小委員会のとりまとめには、国際整合性を図ると記してある。最終的には、前科が付かない逮捕とか駐車違反ぐらいの軽い（ともいえないが）刑罰といったところに落ち着くのではないかと思う。バイデン大統領は今まで大麻で刑務所に行った人を恩赦すると発言し、彼らの人生を台無しにして申し訳ないと何度も謝罪している。では、日本政府はこのままでいいのか。大麻取締法は人権に関わる非常に重要なことなのだ。

私が地元の法務省人権擁護局に、これらを問い合わせても、「薬物って人権なんですか？」というような的外れの反応が返ってくる。私の地元である愛知県でも、県独自で行っている「あいち人権センター」などがあり、そこで人権について啓発している。しかし、そこでは薬物に関する内容はゼロなのだ。つまり薬物問題は人権のカテゴリーに入っていないということだ。これも先進国と相当にずれている。この絶望的な状況を改善していくには相当な時間がかかると思うが、そこで思考停止していてはまったく変化のないままの年月がこれからも続いてしまう。

日本政府は国際協調主義をうたっている。最高裁判所も先進国と足並みをそろえるスタンスを装っているが、なぜか薬物に厳罰を科す。

非犯罪化は合法化と違って違法だが刑罰は設けないものであり、見方によってはグレーゾーンといえる。非犯罪化している国がどうなっているかを調べてみると現場判断はまちまちのようだ。現場の警察官が緩い国と厳しい国では取り組み方も違うのは当然だろう。

このように日本も柔軟にしていけばいいと思う。人権の範囲内でも現行法の範囲でも、それが国際整合性ではないか。そもそも先進国は薬物依存を犯罪ではなく病気として見なす。刑罰より治療が優先される。かたっぱしから徹底的に調べ上げて大麻犯罪として逮捕していったら、裁判所や警察署がいずれパンクしてしまうに違いない。

大麻使用罪に関してまっとうな質問をする議員たち

2023年12月の大麻取締法及び麻薬及び向精神薬取締法の一部を改正する法律案の閣議決定・国会提出には、何人かの国会議員が厚生労働大臣、厚生労働省、法務省などに対して質問をしている。私が気になった部分をお伝えしたい。

・倉林明子参議院議員（日本共産党）　2023年11月30日　参議院厚生労働委員会

2023年11月30日に、参考人として立正大学法学部の丸山泰弘教授が出席し大麻取締法等改正案の参考人質疑が行われた。倉林議員は丸山教授に、刑事罰に頼らない政策としてハームリダクションの考え方の説明、特にハームリダクションを進めているポルトガルの実情について質問している。

丸山教授は「アメリカが率先した厳罰主義がいったん世界を席巻した。しかし、駄目だと言っても存在する。いかに害悪を減らしながら問題を減らすかが大事だと視点が変わってヨーロッパを中心として広がったのがハームリダクションであり、刑罰にして隔離させるのではなく、サポートする方向に変わっている」と答えた。
さらに丸山教授は、ゲートウェイドラッグに関しても違法だからこそより違法なものにつながるとして、ライセンスを持ったところで手に入るとなれば、そちらに進むのではないかと考えていた。また、大麻はゲートウェイドラッグどころか薬物依存から脱するためにも効果があるという。依存症患者が薬物をやめるときに代替品としていろいろな薬物を試したが、最終的には大麻に落ち着いてやめていくと述べた。ゲートウェイではなく、エグジットじゃないかと世界中の研究では言われるようになってきていると説明した。こうした正確な知見をもった人物が参考人として出席してくれたことに敬意を表したい。

•福島伸享衆議院議員（有志の会）2023年11月30日　衆議院厚生労働委員会

『ちょっと真面目な麻のTV』にも出演してもらった福島議員も厚生労働省に質問をしている。THCの濃度などの基準値の政令に関して、政令の定め方は法律で政令に委任するから、法案審議のときに答えられるようにしなければ駄目だと思うがと質問した。

厚生労働省の資料では民間の製品検査体制は麻薬研究者免許を取得した検査事業者等により実施となっている。しかし国内の麻薬研究者はごくわずかな人数しかいない。具体的にどのような検査体制にするのかをこの国会の法案審議の場ではっきり答えなければ、事業者は新たに麻薬研究者を雇うことになり、大変な負担となる。検査の実施方法の具体的なことを可能な限り教えるように回答を求めた。

しかし厚生労働省医薬局長の回答は、私が見る限りでは緻密な答えを用意して答えられていないと感じた。福島議員の力強い質問が印象に残った。

・宮本徹衆議院議員（日本共産党）　2023年11月30日　衆議院厚生労働委員会

宮本議員は、警察庁の発表では犯行の原因動機について、薬物依存よりもギャンブル依存のほうが多かったという点を挙げて、カジノは合法化に道を拓くと言っている一方で、新たに大麻使用罪を設けるというのはちぐはぐだと指摘した。さらに大麻使用罪を設けるデメリットについて質問した。

これに対して、武見厚生労働大臣は、若年層を中心とした大麻事犯のさらなる拡大への歯止めになることを期待していると回答した。続けて、審議会の議論では薬物を使用した者を刑罰により罰することは薬物を使用した者が孤立を深め、社会復帰困難となり、スティグマ（偏見）を助長する恐れがあるという意見もあった。そのため厚生労働省は今年8月に策定した第六次薬物乱用防止五か年戦略のもとで、関係省庁とも連携をし、大麻を含む薬物乱用者に対する回復支援の対応を推進し、薬物依存症の治療等を含めた再乱用防止や社会復帰支援策もあわせて充実させたいと考えていると述べた。

・倉林明子参議院議員（日本共産党）　2023年12月6日　参議院厚生労働委員会

倉林議員は使用罪の創設と大麻由来医薬品の使用を可能とすることとは趣旨も目的も異なるとしたうえで、1本の法案として提案されたのかの説明を求めた。

武見厚生労働大臣は、ほかの麻薬と同様に医師などによる静養を可能とする必要がある、現行の大麻取締法ではなく、麻薬および向精神薬取締法に大麻を位置づける流通規制のもとで製造や使用を可能とすることとしたと答えている。若年層を中心に大麻事犯が増加傾向にあり、早急に大麻の使用に対する対策をとるべきだとの背景もあり、大麻についてもほかの麻薬と同様に使用罪を適用することが適切と判断をしたと答えた。

この厚生労働大臣の回答はもっともらしく聞こえるが、1本の法案にする理由が具体的に述べられているようには感じられない。若年層の事犯が増加傾向という厚生労働大臣の返答だが、大麻以外のアルコールや薬物などといった比較対象がどこまで具体的にされているのかもはっきりしない印象だ。

さらに倉林議員は大麻使用罪について、刑事罰にすることについて立法事実があるのかという指摘があったことを述べて、罰を科すことは厳密に議論すべきだと主張した。日本では、かつては「覚せい剤やめますか？　それとも人間やめますか？」という標語があり、今も「ダメ。ゼッタイ。」がある。抑止効果があり成功しているというが、一方で差別や偏見が助長されて、早期発見早期治療、社会復帰のハードルとなっているのも事実という意見も上がっていると指摘した。

武見厚生労働大臣は、1次予防は、分かりやすいメッセージとして社会に幅広く定着をして一定の効果を上げているとした。他方で1次予防の啓発には薬物依存症者への偏見の助長や治療の阻害を生まないように実施していく必要があり、全国各地に設置した相談窓口を紹介するなど薬物に悩む方々への配慮も行っていると回答した。

このあとも、倉林議員はエビデンスを見せて大麻とほかの薬物との再犯率を検証し、薬物の代わりに市販薬をオーバードーズしている人が拡大していること、実名報道がされることなどを挙げた。本書でも取り上げたハームリダクション政策は、厚生労働大臣は日本と諸外国では薬物との接し方が同じではないため、諸外国と同様のハームリダクション政策は取らないと返答した。ところが、2024年3月には国際会議でハームリダクション政策に賛成だと言い出したのだ。

ハームリダクションに賛成した日本は本気なのか？

2023年9月20日、国連の人権機関、国連人権高等弁務官事務所（OHCHR）

は新たな報告書を発表した。違法薬物使用者に対する懲罰的なアプローチは、薬物関連問題の解決策とはならず、逆に公衆衛生の悪化や人権侵害などさらなる害をもたらすと述べられている。また、報告書では、このような懲罰的な薬物政策をやめ、人権と公衆衛生に根ざした薬物政策への転換が求められているとも記されている。

具体例として、2001年に少量の薬物所持を非犯罪化したポルトガルで、未成年による薬物使用の減少などが挙げられる。国連では2010年に報告書で、達成可能な最高水準の身体的および精神的健康もすべての人が享受する権利で、薬物の所持および使用を非犯罪化するか、または刑罰を軽くするように勧告している。

これは、いわゆるハームリダクションのことだ。治療のうえでのハームリダクションとは、合法・違法にかかわらず、薬物依存などでの健康被害や危険をもたらす行動習慣をやめられないとき、その行為を続けたとしても健康被害や危険をできる限り少なくすることを目的としている。

日本にもハームリダクションの議員連盟があったが、大麻ではなくたばこのハームリダクション議員連盟だった。これを否定する気持ちは一切ないが、刑罰を重ねることで人生が台無しになる薬物のほうが深刻だ。たばこより先に薬物の議員連盟をつくるほうが先だと思う。

日本の薬物政策は、厚生労働省の医薬・生活衛生局監視指導・麻薬対策課が担ってきた。2018年から同省の社会・援護局障害保健福祉部精神・障害保健課に依存症対策推進室が設置され、ハームリダクションの考え方を担う部署ができている。また、第六次薬物乱用防止五か年戦略でも、厳罰アプローチを堅持しつつ、依存症患者に対する回復と支援についても言及されている。しかしその実態は存在感のない部署だ。改正大麻取締法が施行されて以降、使用罪で厳しく取り締まるようなことがないと祈りたい。

私が危惧していたことだが、2024年5月に国連人権理事会は日本の人権機関を役立たずとみなし、新たに独立した機関を設けるよう提言した（大麻だけの話ではなく人権の話として）。日本には人権機関が津々浦々にある。法務省の人権擁護局は全国の法務局に人権擁護委員を配置している。それとは別に都道府県に人権推進課（名称はいろいろ）がある。さらに市区町村にも独自の人権啓発部署がある。

だが、国連人権理事会はどれも十分に機能していないと指摘しているのだ。

私は2年前に各地の人権窓口に問い合わせたが、薬物依存を人権問題ととらえている部署は一つもなかった。国連人権理事会は薬物依存を人権問題と見なしていて、過去に日本政府に警告をしているが、職員は誰も知らない。なぜなのか問い合わせをしても無視するか、「貴重なご意見ありがとうございます」のとおり一遍の返答で終わる。

日本政府は2023年3月に前述の国連の国際会議でハームリダクションに急に賛成した。しかし国内には全然周知させていないのでやる気のほどは疑わしい。今のところ相変わらず逮捕して刑罰を科している。

国連からは人質司法や報道の自由、男女平等などさまざまな人権問題で日本は不十分だと厳しく指摘されている。日本政府は批判をされたら、反射的にムキになって反論をするような人権ならず者国家だ。藤田早苗氏の著書『武器としての国際人権 日本の貧困・報道・差別』（集英社新書）に日本政府のみっともなさがよく描かれている。

なぜこんな有り様なのか。法務省の上層部がよほど腐っているのだとしか思えない。某法務局の人権擁護課に薬物依存を人権問題として扱うように要求したときに、「上から命令が来ない限り無理！　下から報告を上げることはない」と言われた。法務省にそれを伝えたら否定したが、中央の法務省、地方の法務局双方にぶつけて、言い逃れをさせないように追い込んでいきたい。

地方の厚生労働局麻薬取締部に問い合わせたときでもふた言目には、「本省に問い合わせてください」と言われる。そこで、問い合わせても無視されるか、木で鼻をくったような対応をされる。遠路はるばる訪問しても門前払いされる。建物に入るのにも用件を伝えて身分証明書を見せて、セキュリティゲートを越えねばならない。数年前に法務省に入ったときには監視のために守衛が付いてきた。「本省に問い合わせろ」と言われると本当に気がめいる。

そこで私が考案したいのは地方の職員に本省との橋渡しになってもらい、ちゃんと国政に反映させる方法である。法務省には法務局、厚労省には厚生局という地方の機関がある。地方の役所や窓口は気軽に入れるようになっている。そこで解決しない問題は本省に取り上げられるのが理想である。庶民が日常的に政治に参加して世の中を変えていけるマニュアルを作るべく試行錯誤しているところである。

無知で臆病な日本人

大麻に関する知識のなさのいちばんの原因は、諸外国の大麻合法化などのニュースをマスメディアが伝えないことだと思う。ただ一方で、自分自身で調べないこともまた問題だと思っている。自分の命に関わるような、例えばがん患者が医療用大麻について調べていないのは本当に疑問に思う。

日本人の臆病さは新型コロナウイルス禍で痛感したことだ。未知のウイルスとはいえ、あれほど人々の生活を壊すほどの締め付けを従順に守る（世界ではほぼ1年で終了。日本はズルズルと3年行った）とは正直驚いた。反対意見など誰も言えないし、その後のワクチン接種に関しても打たないと非国民のような雰囲気が日本全土を覆った。私はずっとおかしいと思っていた。大麻に関しても厚生労働省の、戦時中の大本営発表のようなことを全部信じている。この点国民は、太平洋戦争をまったく総括できていない。

日本国憲法には自由権や幸福追求権があるが、それを理解していない。臆病、もっというと家畜的。無用に規制されて喜んでいる。自由には責任が伴うが、その責任を負うのが怖いという病的な臆病さ。私の販売しているCBDオイルは人気商品だが、商品名「メイヂ健康大麻油」を人に見られたくないから購入しないという人が割といる。人の視線を気にしすぎではないか。

なぜ、日本人はここまで政治に無関心なのか

日本の国政選挙の投票率を諸外国と比較すると非常に低い。国際的な研究機関である民主主義・選挙支援国際研究所が、世界各国の議会選挙の投票率をランキングしたところ、194の国と地域の中で日本は139位だ。(民主主義・選挙支援国際研究所／2021年)

日本は戦後の第1回衆議院選挙で初めて女性に参政権が認められた。国政選挙にお

いて日本は戦後も70％前後の投票率だったが平成になってから減少が目立つ。

私は1974年生まれだが、学校で政治に関心をもつ意味や、世の中がどうなったら良いかなど教えてもらった記憶はない。もちろん先生から、「世の中を変えろ！」という話が出るわけもなかった。

私が育った時代は一億総中流といわれた。高度成長を経て日本は総じて豊かになったので、まじめに働いていればそれなりの暮らしができた。それなりの安定が、ぶ厚い中流層を中心に思考停止を招いて政治への関心が薄らいだのではないか。令和の今となっては多くの国民がしらけ切ってしまい、どうせ日本社会は変わらないし、自分たちの生活は苦しくなるばかりだと諦める人がどんどん増えているのではと思う。

例えば、地上波テレビなどの情報番組でタレントがコメンテーターとして出演して政治的発言をする。下手なことを言うと、やたらとたたかれる。番組での発言内容がネットニュースにアップされ、匿名で責任をもたなくて済むからか言いたい放題のコメントが並ぶことも珍しくない。匿名となると急に元気になるのも今の日本を表している気がする。「門外漢は知った顔をしてしゃべるな」ということだ。しかし、政治は我々の生活そのもの。一般人こそ政治を語るべきなのだ。門外漢ばかりでコメンテーターをそろえることには無条件で賛成しないが、どんな立場の人間でも、政治的発言はすべきだ。アメリカ大統領選挙では、テイラー・スウィフトなど大物アーティストがはっきりと立場を示している。

本書では、条文や厚生労働省とのやり取り、警察が何をしているか我々が見たこと、議員の厚生労働省への質問などについてすべてではないが伝えてきた。こんな難しい内容を理解している前提で専門家や権力側の人間だけがしゃべっているほうがよほど危険だ。

本書執筆中、2024年の東京都知事選挙が行われた。選挙の番組は選挙が終わってから詳しく報道するが、事前に積極的に投票を呼びかけるようなアプローチはしていない。せいぜい、ニュース原稿のあとに付け足し程度に一言あるだけだ。

東京都知事選挙では現職の小池百合子氏を持ち上げていた。方法はさまざまだったが対抗馬として立候補した蓮舫氏を落とすようなニュースの伝え方や、バラエティー番組でカンニング竹山氏が勇気を持って番組内でそうした発言に持論をぶつけたことも話題となった。投票率が低いと組織票が勝つため、それを狙っている。コメンテーターのキャスティングというより愚劣な情報・バラエティー番組だらけにしているマスメディア側が意図的に政治無関心を生んでいる。

思考停止の国民に政府や厚生労働省、警察、マスメディアなどの権力側が刷り込みをして、「そういうものか」「何かヤバいらしい」という誘導をしていることはもはや明白だ。新型コロナウイルスにしても、テレビを一切視聴しない人ならばあれほど過剰に怖れることはなかったはずだ。ワクチンを打たないと非国民だという異様な圧力もなかったに違いない。

具体的に私たちが声を上げる方法

厚生労働省というのは本当に良心のかけらもない組織だと思っている。大麻厳罰化反対のため、かつて何万人もの署名が提出されたことがあった。それを受け取っても、まったく無視という対応だった。そもそものスタンスがそうであれば、平和的なデモ行進やきちんと手続きを踏んだ裁判などやってもなかなか実を結ばない。

厚生労働省に対しては、もっとハードな行動をするべきだと思う。

2024年某日も、名古屋法務局に行ったが、人質司法に対して取り組むことを非常に嫌がっていると感じた。名古屋市の人権擁護関連の施設も、愛知県独自の同様の施設もこの問題に取り組んでいないので、みんな嫌がってやりたくないと分かる。我々は職員に執拗《しつよう》なくらい繰り返しアピールすることによって、法務省に圧力をかけないとと思っている。

小林よしのり氏の漫画『ゴーマニズム宣言』（小学館）の薬害エイズ編は必読だ。ストレートなデモ活動をする人数がいるなら、もっと違う形でネチネチと訴えられるというものだ。私も同感だった。

市民運動はやりながら正解を探すしかない。私のように大麻合法化に向けてテレビ番組を制作する発想をしている人もいなければ、大麻栽培地を公開しようとする人もいない。「ダメ。ゼッタイ。」のようなどうしようもない冊子を作っているところに乗り込んで、やり取りをネットに上げて発信するなど、まずは行動を起こそう。これから私は法務省に対して人質作戦をやることにするが、成功したら全国的に広めたい。

そして一つシステムができたら、地方の声を省庁に伝える手段としてぜひ多くの人に賛同して行動してもらいたい。中央省庁に行けば行くほど納税者に対して向き合わない。私の地元である名古屋市の施設だったら、「私、名古屋市民なので納めた税金を返せ」と訴えれば説得力がある。しかしこれが、厚労省に乗り込んで税金返せと訴えても、自分の声が日本の人口1億2000万人の一つという小さな粒になってしまう。逆に地方の窓口が、地方の住民たちからの訴えを中央に上げなかったらまったく存在する意味がない。

このような活動でいうと、私の知人であるユニークな活動家が新型コロナウイルス騒動の最中にマスクや行動規制に反対して県庁に乗り込んだことがあった。それを「県庁にGO」という企画にしていたら、毎回20人、30人と集まってきたのだ。県庁職員に質問をぶつけたら、面白いネタがいろいろ出てくる。その人は京都とか東京に、「僕と一緒にGOしてください」と言われて行っていたという。こうした継続的な活動で多くの人を巻き込んで、巨大なうねりをつくっていく形式で、私も活動を広げていきたいと思う。

日本の将来を豊かなものに

『ちょっと真面目な麻のTV』第19回と第20回はそれぞれ2024年6月29日と7月4日に無事に放送された。第20回は総集編としてこれまでのダイジェストを放送した。番組スタート以来、1年半の間にいろいろなことに挑んできた。

厚生労働省や法務省に繰り返し電話して、訪問しては追い返されてきた。国会議員たちはアンケートに答えてくれないし、出演もしてくれないので『バカでもわかる大麻合法化の国益』を自費出版した。アンケートを全国会議員に送るのにも費用と手間がかかっている。電話で回答を催促しても反応は乏しいものだった。書籍の出版も出費が大きく、我ながら消耗する戦いであった。のちに国会議員が番組に出演してくれたのは改正大麻取締法が国会で審議されて、大麻行政の異常さを理解したからだ。

大麻の国民的議論を起こすことを目的に番組を放送してきたが、結局は時の流れを待つしかなかった。そしてよりにもよって大麻使用罪が創設された。本当に無念である。附帯決議がなされ、刑罰は慎重に科すことと、逮捕される心配なく相談できる窓口を設けることが明文化されたのがせめてもの救いだった。使用罪とは真逆の方針だが、世界の非犯罪化の流れに一応迎合したようだ。政府は2024年3月の国際麻薬委員会でハームリダクション政策に賛成している。しかし、国内でハームリダクションを実践している様子は一切なく、相変わらず「ダメ。ゼッタイ。」のキャンペーンを続けている。

人質司法を人権問題として取り組んでもらうために、私は法務局や愛知県の人権啓発施設に通っているが、政府は大麻所持・使用で逮捕拘禁するなどの嫌がらせをしてくるような気がしてならない。しかし、世界中で合法化地域が増えている。厚生労働省もそれを認めざるを得ないため、有害性の根拠はどんどん薄れていく。

若者は情報をキャッチするのも早く、海外で大麻を経験してきたりする。日本国内でも大麻や代替カンナビノイドを摂取すると思う。そしてカンナビノイド業界は技術革新を繰り返し、規制を乗り越えて商品を供給しユーザーを増やし続けるだろう。

ハームリダクション政策で取り締まりが緩くなるのも追い風である。そうなれば厚生労働省が規制しようにもその流れは止まらない。

政府は押し寄せる情報にしっかり対処しないと取り返しのつかないほど国民からの信用を失うだろう。常に事実を伝えていないと肝心なときに信じてもらえない。フェンタニルなど本当に危険な薬物が流通したときに警告を発しても、「またデマを言っている」と聞いてもらえず、国民を蔓延から守れないということが起こり得るのだ。

番組最終回は「大麻で逮捕させない」ためにできることを探っていった。カルロス・ゴーン元日産自動車社長の弁護を担当した高野隆氏と共産党の倉林明子参議院議員も出演した。番組でやりきれなかったことはたくさんある。この最終回をステップにさらに突き進んでいく所存である。

おわりに

本書を最後までご覧いただき感謝の気持ちを強くお伝えしたい。

大麻の日本における歴史、そして現在の不当な扱いに少しでも共感していただければうれしい。私は大麻合法化に挑み続けている。実践者だからこそ言えると思うが、政府や権力を疑うことを覚えるだけでも社会を見る目はだいぶ違ってくるはずだ。あとは勇気を出して抵抗すること、そして最も効率のいい抵抗運動は選挙で投票することだ。この重要な一票をないがしろにしている国民が約半数もいるのは嘆かわしい。

新型コロナウイルス騒動の顚末で、当たり前のように報道されることが洗脳や押し付けだったと気づいて、大麻についても世界基準と比較するなどして自ら客観的な真実を知ろうとするだけでも前進だ。しかし、今の多くの日本人がどこまで思考停止しているのか分からない。俯瞰《ふかん》してみると、あまり期待もしていない。何しろ、いまだに投票率50％以下の選挙が当たり前にあるのだから。

世界の趨勢としては確実に大麻合法化に動いている。国連のハームリダクションの決定に日本が賛成票を投じていたり、アメリカのバイデン大統領が大麻の使用や所持で刑務所に入ることはあってはならないとコメントしたりと話題はたくさんある。日本においては、どこまで大麻規制を緩めるのか、ハームリダクションをきちんと受け入れる構造をつくれるのかなど課題は多く存在する。しかし、地方の省庁から中央省庁にじわじわと圧力をかけて中央省庁が動かざるを得ない状況をつくるという戦略で立ち向かっていきたい。

相変わらず、厚生労働省や法務省、警察、マスメディアなどは国民に言うことを聞かせ、自分たちの保身のみに一生懸命だ。しかし、世界の動きと我々の行動によって変化せざるを得ないと思うし、少しずつでも変わっていくと確信している。思考停止した日本人ばかりというのも現実だが、風穴を開けるべくこれからも実践者として、しつこいほどに権力に攻め込むつもりだ。

本書が読者の方々の大麻合法化に対する理解の一助になれば幸いである。

高野泰年（たかの やすとし）

1974年、名古屋生まれ。三重大学建築学科を卒業後、建設会社、デザイン会社を経験ののち、2000年、父が経営するメイヂ食品株式会社に入社、チケットショップ経営に携わる。2012年、メイヂ食品株式会社代表取締役に就任。2018年、CBDオイル「メイヂ健康大麻油」を販売開始。2021年、大麻草の名誉を挽回する「日本の大麻草を見直す会」を立ち上げ、大麻草のイメージを正しく伝えるため各方面で精力的に活動し、日本経済新聞、毎日新聞など新聞での露出や、テレビ神奈川や東海ラジオなどテレビ・ラジオ媒体にも出演している。近年では、「大麻草はニッポンの心」というキャッチフレーズを使って元横綱稀勢の里（現二所ノ関親方）をCMに起用。また『ちょっと真面目な麻の話』（東海ラジオ）や『ちょっと真面目な麻のTV』（岐阜テレビ）などの番組でメインコメンテーターを務める。

本書についての
ご意見・ご感想はコチラ

大麻後進国ニッポン

2024年12月16日　第1刷発行

著　者　　高野泰年
発行人　　久保田貴幸

発行元　　株式会社 幻冬舎メディアコンサルティング
〒151-0051　東京都渋谷区千駄ヶ谷4-9-7
電話　03-5411-6440（編集）

発売元　　株式会社 幻冬舎
〒151-0051　東京都渋谷区千駄ヶ谷4-9-7
電話　03-5411-6222（営業）

印刷・製本　中央精版印刷株式会社
装　丁　　秋庭祐貴

検印廃止

Printed in Japan
ISBN 978-4-344-94855-6 C0036
幻冬舎メディアコンサルティングＨＰ
https://www.gentosha-mc.com/